DES ÉPIDÉMIES

———

LEUR THÉORIE POSITIVE

D'APRÈS

AUGUSTE COMTE

PAR

G. AUDIFFRENT

Docteur en médecine, ancien Elève de l'Ecole Polytechnique.

PARIS

LOUIS LECLERC, LIBRAIRE-ÉDITEUR
14, rue de l'Ecole de Médecine.

MARSEILLE

ÉTIENNE CAMOIN, 1, RUE CANNEBIÈRE.

———

1866

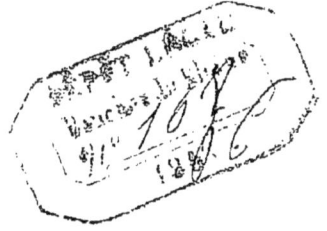

DES ÉPIDÉMIES

Marseille.— Typ. ARNAUD, CAYER et Cᵃ, rue St-Ferréol, 57.

DES ÉPIDÉMIES

LEUR THÉORIE POSITIVE

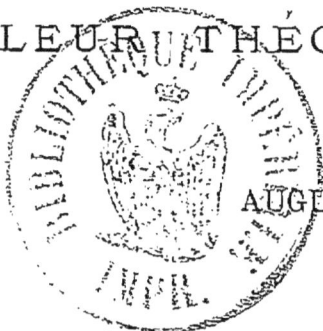

D'APRÈS

AUGUSTE COMTE

PAR

G. AUDIFFRENT

Docteur en médecine, ancien Elève de l'Ecole Polytechnique.

PARIS

LOUIS LECLERC, LIBRAIRE-ÉDITEUR
14, rue de l'Ecole de Médecine.

MARSEILLE

ÉTIENNE CAMOIN, 1, RUE CANNEBIÈRE.

1866

A M. PIERRE LAFFITTE

DIRECTEUR DU POSITIVISME

———

Très cher et très honoré Directeur,

Je vous prie d'accepter le faible hommage de ce petit travail, résumé de mes méditations sur un sujet qui ne peut qu'intéresser tous ceux qui ont envie de sortir du provisoire où nous vivons depuis si longtemps. La théorie de la maladie, et plus spécialement celle des épidémies, étaient nécessaires pour montrer que toutes les notions essentielles du savoir humain sont aujourd'hui arrivées à un état pleinement positif. J'ai eu déjà l'occasion d'exposer succinctement la première théorie, mais la seconde n'a été encore qu'indi-

quée. Elle réclame quelques considérations spéciales et certains développements qu'on trouvera, j'espère, dans cet opuscule. En multipliant les citations, en reproduisant des textes entiers, en faisant enfin de l'érudition, chose si facile de nos jours, j'aurais pu atteindre les dimensions d'un livre ; mais tel n'était pas mon but. Il m'importait de présenter en quelques pages un ensemble de faits et de conséquences propres à susciter des méditations. J'espère que j'aurai atteint ce résultat, seul finalement désirable. Je crois que ceux qui ont accepté la mission de vulgariser la grande œuvre du dix-neuvième siècle doivent s'attacher surtout à tirer toutes les conséquences qu'elle comporte, afin d'en montrer les divers aspects, sans toutefois vouloir jamais dispenser de la lecture des écrits du maître, qui sont la seule source où pourront se former les fortes convictions. Notre tâche de propagateur ne nous permet guère d'écrire des traités. La faible portion du public qui nous lit, nous saura probablement meilleur gré d'étendre et de généraliser la doctrine que de chercher à la présenter sous des points de vue soi-disant nouveaux, qui ne satisfont que ceux qui veulent seulement se tenir au courant des productions quelconques du jour. Il faut nous résigner à ne plaire qu'à quelques-uns. Il n'existe pas de moyen d'apprendre sans méditer, et les fortes méditations veulent des efforts soutenus, et plus que cela encore, une constante disposition à vouloir le bien.

Veuillez, mon très cher et très honoré Directeur, recevoir l'assurance de ma plus vive sympathie et de mon entier dévoûment.

G. AUDIFFRENT.

Marseille, le samedi 12 mai 1866.

THÉORIE POSITIVE DES ÉPIDÉMIES

D'APRÈS

AUGUSTE COMTE

Il faut désormais écarter la considération de l'homme isolé, comme
une abstraction aussi vicieuse en
médecine qu'en politique.

AUGUSTE COMTE.
(*Lettres sur la pathologie.*)

Considérations générales sur l'unité collective et individuelle.

Ceux qui reconnaissent qu'il n'y a entre les phénomènes de la santé et ceux de la maladie qu'une différence d'intensité, reconnaîtront aussi qu'il eût été radicalement impossible de soumettre à aucune systématisation rationnelle les études pathologiques avant d'avoir déterminé les lois qui président à la succession des phénomènes de l'état normal. Aussi tel est l'unique motif de l'avortement de la plupart des tentatives de coordination médicale entreprises jusqu'à ce jour, malgré leur opportunité bien reconnue et le mérite souvent considérable des hommes qui se sont voués à cette œuvre difficile.

Si la science de l'homme dut recevoir de l'art de guérir ses plus précieux renseignements, celui-ci doit en attendre désormais sa constitution finale. Il n'est donc pas surprenant que la théorie positive de la maladie ait émané du philosophe même qui venait de découvrir les lois sociales et d'instituer la morale positive. La théorie des fonctions cérébrales et celle de l'unité humaine, individuelle ou collective, ne pouvaient en effet que préparer celle de l'état pathologique. Cette double fondation, trop peu connue encore de ceux qui, par la nature de leurs fonctions, doivent spécialement en bénéficier, est destinée à diriger les investigations de tous les vrais médecins et à leur servir de guide dans le domaine le moins connu, quoique cependant le plus exploré.

Les convenances logiques, autant que la nécessité d'assurer une base positive à tout ce que nous aurons à dire sur l'état pathologique, nous obligent à présenter préalablement quelques considérations sur l'unité générale de l'être et sur l'état de santé qui en constitue la meilleure expression. La théorie de la maladie s'en déduira naturellement. Après ce double préambule, nous pourrons aborder directement l'étude des épidémies, que l'empirisme académique déclara inexplicables et soumises à une marche exceptionnelle. Nous espérons faire ressortir, au contraire, que toute maladie épidémique a d'abord régné à l'état sporadique ou endémique, et qu'entre ces deux derniers états et la forme épidémique que peut affecter la maladie, il n'y a encore, à proprement parler, qu'une différence dans l'intensité et la généralité des causes prédisposantes et déterminantes.

Il est bien peu de conceptions qui présentent mieux la succession des diverses phases par lesquelles a passé l'entendement humain que celles qui ont été tour à tour adoptées pour expliquer la marche et l'invasion des maladies épidémiques. Sous l'empire de la terreur qui accompagne ordinairement leur manifestation, les masses populaires ne se montrent pas plus affranchies des préjugés théologiques que ne l'étaient les anciens, qui attribuaient ces sortes de fléaux à la colère d'une divinité. Les médecins eux-mêmes, dominés par les habitudes ontologiques de leur initiation, en cherchent vainement l'explication dans quelques abstractions métaphysiques. Bien peu, sous l'impulsion latente du positivisme, osent les concevoir soumis à des lois. Lorsque les sollicitudes sociales ramèneront leur esprit sur ces intéressants sujets, ils reconnaîtront que ce n'est que dans la contemplation du grand spectacle que présente l'évolution humaine qu'il faut chercher l'explication de ces phénomènes exceptionnels, si terribles dans leurs effets. On continuerait à s'en faire des idées erronées, si l'on s'obstinait à isoler l'homme du milieu social, en dehors duquel il ne constitue, selon notre épigraphe, qu'une abstraction aussi vicieuse en médecine qu'en politique.

La réciprocité d'action, qu'on doit supposer entre tout être vivant et son milieu, devient plus intime quand on passe de l'animal à l'homme ; car, alors, le milieu social s'ajoute en quelque sorte au milieu physique. Et si l'ordre extérieur affecte directement chacun de nous, on ne doit jamais perdre de vue cependant que son influence agit sur des organismes déjà profondément modifiés par l'ensemble des existences antérieures et contemporaines. Mais, d'une autre part, si c'est à travers l'Humanité que le monde domine l'homme, c'est aussi par son intermédiaire que l'homme modifie le monde et le façonne à ses besoins. Ces deux aspects solidaires de la question se trouvent rappelés dans la formule systématique :

Entre l'homme et le monde, il faut l'Humanité.

L'existence individuelle reste de la sorte nécessairement soumise à deux influences continues, l'une extérieure qui vient du milieu physique, et l'autre intérieure du milieu social, qui tend de plus en plus à prévaloir sur le milieu physique. Mais, pour bien se rendre compte de ces deux actions, il faut les concevoir comme s'exerçant, l'une, sur la double enveloppe externe et interne au moyen des nerfs sensitifs, et l'autre, sur le cerveau où se concentre la résultante de toutes les influences antérieures. Le rôle du cerveau, suivant la pittoresque définition d'Auguste Comte, sera celui d'*un placenta permanent placé entre l'homme et l'Humanité*. L'harmonie de ses fonctions, de laquelle dépend celle du corps, réclame naturellement celle du milieu social, de manière à laisser déjà entrevoir que l'unité individuelle suppose l'unité collective. Mais cette conclusion importante, de laquelle découlent des conséquences intéressantes pour l'étude de la maladie, mérite d'être établie directement.

Dans un tout composé d'éléments divers, distincts les uns des autres, quoique solidaires et dépendants, comme le sont ceux qui constituent par leur réunion l'organisme social, l'équilibre ne peut résulter que du concours de chacun de ces divers éléments vers un but commun et sous une impulsion générale. Telles sont les deux conditions essentielles et fondamentales de tout ordre social. Le but, suivant la formule d'Aristote, c'est le bonheur collectif, qui ne peut émaner que du dévouement de chacun à tous, et l'impulsion, un mobile élevé, sans lequel l'idée même de dévouement serait contradictoire. Vue sous un autre aspect, l'harmonie collective peut être présentée encore comme dépendant de la prépondérance d'une puissance extérieure, qui est indispensable pour contenir toutes les divergences personnelles, et d'un sentiment bienveillant, nécessaire pour réfréner tous les stimulants égoïstes.

Il est certain que les deux aspects de la question sont identiques, puisque la soumission à la puissance prépondérante, lorsqu'elle est dignement acceptée, peut assurer le but final en déterminant le concours et que la reconnaissance qu'elle inspire peut éveiller toutes les sollicitudes sociales. Nous voyons donc l'harmonie collective résulter finalement du double concours de *l'amour* qui met chacun au service d'autrui, et de *la foi* qui nous apprend à connaître notre dépendance à l'égard de la puissance extérieure et nos devoirs mutuels.

L'unité individuelle résulte encore, comme l'unité collective, des mêmes conditions ; car elle suppose entre nos divers mobiles personnels et sympathiques une pondération qui ne peut être obtenue que par la prépondérance constante de nos dispositions bienveillantes. Cette prépondérance serait illusoire si le sentiment de notre intime dépendance à l'égard de la puissance dominante ne servait de frein à l'égoïsme et de stimulant à la sympathie. D'une autre part, si l'on admet, comme il est aisé de le faire voir, que l'harmonie corporelle suppose l'harmonie cérébrale, et réciproquement, il nous sera permis d'affirmer, que la santé, comme l'équilibre social, exige le concours permanent de l'amour et de la foi. Ce résultat déjà annoncé par la sagesse sacerdotale réclamait une consécration scientifique que la théorie de l'unité humaine lui assure définitivement.

Placés à ce nouveau point de vue, nous pouvons dire hautement qu'il n'appartient qu'à ceux qui sont chargés de la direction des opinions et des sentiments de veiller à la conservation de la santé, dont eux seuls peuvent apprécier les conditions variées.

En poussant plus loin nos conclusions, nous pouvons encore affirmer, vu le haut degré de sociabilité propre à notre espèce et qui rend si facile et si doux l'exercice des sentiments bienveillants, que c'est de la foi dominante que dépend finalement le maintien de l'unité individuelle, comme celui de l'unité collective. Rien ne sera donc plus relatif que la notion de santé, puisque nous sommes conduits à rattacher sa conservation à la foi dirigeante dont les variations peuvent entretenir dans l'ordre organique autant de mobilité que dans l'ordre social lui-même. Si l'on avait besoin d'une confirmation directe à ces vues théoriques, ne la trouverait-on pas dans les annales médicales des temps de transition que nous voyons ravagés par des maladies de toutes sortes, surtout épidémiques. La fixité de nos opinions, de laquelle dépend celle de nos sentiments, devient donc la garantie de l'harmonie cérébrale, comme celle de l'harmonie collective. Aussi, tant qu'elles resteront soumises à des variations quelconques, il faudra s'attendre à trouver la santé privée aussi vacillante que la santé publique.

Les fictions théologiques qui tinrent lieu de la connaissance de l'ordre naturel, ne purent que suppléer provisoirement à une grande lacune que l'esprit humain a comblée aujourd'hui en substituant une foi démontrable à toute foi surnaturelle. L'avènement d'un dogme basé sur la connaissance des lois sociales, rattachant chaque destinée privée aux destinées collectives, et permettant à chacun de connaître ses vraies conditions d'existence ainsi que les devoirs qui en découlent, doit clôturer à la fois l'ère des révolutions et celle des maladies. Cette conclusion, quelque hardie qu'elle paraisse, n'a rien cependant qui doive surprendre, lorsqu'on a convenablement apprécié les véritables bases de l'harmonie générale. Mais, quelques nouveaux développements sont encore nécessaires pour bien préparer la théorie positive de la maladie.

Si le besoin de régler chaque individualité et de la rallier à l'organisme social réclamait une doctrine dirigeante, il faut aussi reconnaître que la raison humaine ne pouvait la fonder d'abord que sur des croyances surnaturelles, vu notre ignorance primitive de l'ordre réel. Mais des besoins plus directs et non moins impérieux auxquels se rattache l'entretien de la vie nutritive, conduisirent, d'un autre côté, à l'exploration matérielle de notre planète, de laquelle devait découler la connaissance des lois physiques. Aussi, l'ordre matériel ne tarda pas à se trouver dans un désaccord flagrant avec les fictions religieuses destinées à diriger notre activité et à soutenir nos sentiments. Ce désaccord continu et toujours croissant, en infirmant les doctrines dirigeantes, ne pouvait qu'entretenir un état d'instabilité dans l'ordre social et dans l'harmonie cérébrale qui en dépend. Enfin, après diverses substitutions théologiques, que la sagesse sacerdotale sut utiliser pour maintenir l'unité collective, l'épuisement de toutes les croyances surnaturelles devint tel qu'il fallut songer sérieusement à sortir du domaine de la fiction et à chercher une solution définitive, qui ne pouvait émaner que de la science elle-même, à laquelle la découverte des lois qui président à nos destinées venait d'ouvrir une nouvelle voie. Voilà comment l'Humanité se trouva définitivement substituée à tous ses tuteurs subjectifs, et comment un dogme assis désormais sur la réalité put aspirer à constituer, entre nos sentiments et nos opinions, une harmonie durable. Telle est la solution que reçoit le plus grand et le plus intéressant des problèmes.

Néanmoins, malgré les moyens précaires et
toujours insuffisants dont les divers sacerdoces
théologiques durent se servir pour instituer et
conserver l'unité publique et privée, nous ne lui
sommes pas moins redevables de la préparation
de toutes les forces humaines. C'est à ces puissants initiateurs, dépositaires d'une sagesse séculaire, dispensateurs de tous les trésors légués par
le passé, que nous devons la plupart des acquisitions dont nous sommes si fiers. Marchant
hardiment à la tête de tous les progrès, jusqu'à
ce que l'épuisement de la théologie les eût fatale-
ment entraînés à négliger les intérêts généraux
pour veiller à leur propre conservation, ils ont
toujours dirigé et provoqué les améliorations de
tous genres dont nous jouissons aujourd'hui.
C'est sous la sainte impulsion de ces pères du
genre humain que s'est insensiblement trans-
formée notre nature morale et même organique.
Autant que nos acquisitions physiques et intellectuelles, nos progrès moraux doivent être directement attribués à la longue évolution que le sacerdoce humain sut assister et stimuler. Sous la
dernière forme que revêtit le dogme théologique,
il fonda, sur de meilleures bases, l'unité morale
des Occidentaux, déjà préparée par la double évolution greco-romaine, et fixa définitivement la

moralité publique par son action spéciale sur les femmes qui devinrent ses plus puissants auxiliaires dans l'œuvre de l'émancipation humaine. Ces grands résultats sociaux passèrent dans la constitution individuelle, en y déterminant une stabilité cérébrale inconnue jusqu'alors, et qui devait inévitablement résulter de la culture directe et continue des sentiments. Tel fut le principal fruit de l'éducation morale qu'institua le catholicisme et qu'il sut rendre obligatoire pour le baron féodal, comme pour le serf attaché à la terre.

Après cette grande et glorieuse tentative qui excitera éternellement l'admiration du philosophe, le désaccord, toujours croissant de la science qui venait de prendre un nouvel essor, et du dernier dogme théologique, ne tarda pas à ébranler successivement toutes les autorités spirituelles et temporelles. A partir de ce moment, les institutions les plus recommandables, quant à leur destination, restèrent sans consécration et l'édifice qui avait abrité notre adolescence s'écroula jusqu'à la dernière pierre.

Cet ébranlement décisif laissa tous les cerveaux sans stabilité. Entraînés, tour à tour, par les stimulants les plus opposés, les sentiments restèrent fluctuants, tandis que nos opinions indécises laissèrent notre activité sans but.

Cette profonde perturbation se traduisit bientôt dans la constitution individuelle par trois sortes de symptômes qui n'ont pu échapper au médecin observateur. Ce sont : d'abord une instabilité cérébrale, due en grande partie à la prépondérance de la vanité ; en second lieu, un état d'éréthisme nerveux qui peut atteindre par fois une intensité maladive ; enfin, un défaut de plasticité des humeurs qui pourrait, à lui seul, servir de caractéristique aux constitutions contemporaines.

Après ces considérations générales sur l'unité humaine, nous devons résumer, en quelques mots, la théorie des fonctions du cerveau, sans laquelle il nous serait impossible de nous rendre compte de la succession des divers phénomènes de la maladie.

La masse cérébrale, siége naturel de toutes les facultés affectives, spéculatives et actives, se divise en trois grandes régions affectées à ces trois sortes de fonction. Auguste Comte fait occuper, à la première de ces régions, toute la partie postérieure de l'encéphale ; à la seconde, son quart antérieur ; tandis que la partie médiane reste affectée à la troisième. Le centre cérébral fonctionne d'une manière continue, d'après le repos

alternatif de ses deux moitiés symétriques. « La
« région spéculative communique directement
« avec les nerfs sensitifs, et la région active avec
« les nerfs moteurs; mais la région affective n'a
« de connexité nerveuse qu'avec les viscères vé-
« gétatifs, sans aucune correspondance immé-
« diate avec le monde extérieur, qui ne s'y lie
« qu'à l'aide des deux autres régions. »

Tandis que l'instinct vulgaire déclare la passion
aveugle, la sagesse philosophique annonce que
toutes les impulsions viennent du cœur. Pour
concilier ces deux résultats, il faut considérer le
centre affectif comme le mobile nécessaire de
tous nos actes, et l'esprit comme le conseiller
naturel du cœur. Celui-ci pose, pour ainsi dire,
les questions auxquelles le centre spéculatif fournit des solutions. Telles sont les conditions fondamentales de l'harmonie que comporte l'ensemble des diverses fonctions du cerveau. Les
conditions de cette harmonie, qui préside aussi
à celle du corps, se trouvent résumées de la manière la plus heureuse dans la formule systématique :

Agir par affection, et penser pour agir.

Elle rappelle la dépendance mutuelle et la

succession normale de toutes les fonctions cérébrales.

D'après cette formule, nous voyons que l'harmonie des diverses fonctions de l'appareil nerveux central dépend, en dernier ressort, de la région affective, tandis que les régions, spéculative
et active, ne peuvent que modifier, suivant la
convenance des cas, les résultats voulus.

Il nous suffira, en ce qui concerne les deux régions propres à la spéculation et à l'action, d'avoir
succinctement indiqué leur mode de concours à
l'harmonie cérébrale ; mais la région affective, en
raison de la prépondérance de son action, surtout
dans les phénomènes de la maladie, exige une
appréciation plus spéciale.

Il faut distinguer nos sentiments en sympathiques et en personnels, ou, en se servant de deux
expressions désormais consacrées, dont l'une
rappelle immédiatement l'autre, en *altruites* et
égoïstes. Dans les espèces insociables, c'est l'é-
goïsme qui prévaut, et l'animal privé de toute
stabilité, flotte entre l'agitation et la torpeur ; mais
dans les espèces sociables, les mobiles personnels,
sans jamais cesser de fonctionner, se mettent au
service des plus élevés. Telle est le mode d'unité
propre à notre espèce.

En procédant toujours par décomposition binaires, l'observation subjective nous suggère immédiatement une distinction analogue dans les instincts de la personnalité, en nous les montrant toujours flottant entre l'ambition et l'intérêt. L'ambition se rattache à la sympathie par les moyens qu'elle met en œuvre, et à l'intérêt par le but qui reste toujours personnel. De l'intérêt dépend directement la durée de l'être ; mais il faut encore distinguer ses fonctions suivant qu'elles sont affectées à la conservation ou au perfectionnement, lequel est toujours commandé par un certain besoin d'amélioration. Enfin, les instincts de la conservation sont relatifs à l'espèce, dont ils doivent assurer le renouvellement, ou à l'individu lui-même. On arrive, de la sorte, à faire dépendre la conservation de l'être de l'instinct conservateur ou nutritif, qui constitue la personnalité la plus élémentaire, mais aussi la plus essentielle. On concevrait, à la rigueur, un animal réduit à ce seul instinct ; mais il n'aurait qu'une existence automatique s'il en était privé.

Auguste Comte fait siéger l'instinct nutritif dans le lobe médian du cervelet, dont les lobes latéraux restent affectés à l'instinct sexuel. Cet important appareil reçoit de la sorte une destination conforme à sa position dans la masse encéphalique. Il fait émaner de son organe central les nerfs nutritifs qui sont dépourvus de toute faculté de stimulation contractile et de transmission sensitive; mais il les affecte à l'entretien du phénomène général d'assimilation , d'où dépend l'existence totale de l'être. L'instinct nutritif veille toujours, tandis que les autres instincts de la personnalité et tous ceux de la sociabilité s'engourdissent pendant le sommeil. Il fonctionne incessamment dans les êtres sociables , comme chez les plus insociables. Dans les premiers , son activité, réglée par les instincts supérieurs, se met, comme celui de tous les mobiles personnels , au service de la sympathie, dont l'exercice exige une base végétative de laquelle dépend toute existence plus élevée.

Il suffira maintenant de jeter un coup-d'œil sur le tableau ci-joint pour voir la succession des fonctions cérébrales , qui, par leur ensemble, constituent l'âme humaine.

Les modes d'union et de dépendance du corps et du cerveau sont de deux sortes : les nerfs et les vaisseaux. Par les nerfs nutritifs et moteurs , le cerveau modifie le corps ; par les nerfs sensitifs et les vaisseaux , il est modifié par lui. Mais le concours de ces deux sortes de liens est nécessaire pour régler l'action de l'appareil nerveux central sur les viscères. Sans les nerfs sensitifs, le cerveau ne serait pas averti des modifications survenues dans l'harmonie corporelle ; sans les nerfs moteurs, il ne pourrait modérer l'activité vasculaire. Cette réciprocité d'action a, pour principaux agents, les deux grands appareils nerveux, moëlle épinière et grand-sympathique, auxquels il faut reconnaître une activité propre, que le cerveau stimule et règle.

La considération de l'état normal, aussi bien que celle de l'état pathologique, exige encore que l'on place, entre les nerfs sensitifs et l'appareil nerveux central, certains organes spéciaux, désignés, par Auguste Comte, sous le nom de ganglions sensitifs, auxquels aboutissent les nerfs de la sensibilité. Siéges de toutes perceptions sensitives, ces ganglions ne sont en rapport qu'avec les organes contemplatifs, auxquels ils fournissent tous les renseignements extérieurs. Leur rôle, dans les phénomènes sympathiques et dans les prodromes de la maladie, est toujours très important.

Tels sont les points essentiels de deux grandes théories instituées par le fondateur de la synthèse positive. Nous n'avons pu ici, que présenter la filiation des principales idées; ceux qui voudront remonter à la *Politique positive*, y trouveront

tous les développements propres à former une
conviction et les éléments d'une admirable mé-
thode de raisonnement. La théorie de la maladie
va découler facilement de ces diverses considérations.

Théorie positive de la maladie.

« Par une contradiction décisive, le langage
« indique partout l'irrationalité générale des
« conceptions pathologiques. Quoique la maladie
« soit universellement définie par contraste à la
« santé, le premier mot devient ordinairement
« pluriel, tandis que le second reste toujours sin-
« gulier. Cela signifie que les prétendues mala-
« dies, classiquement distinguées, se réduisent
« essentiellement à de simples symptômes. Il ne
« peut, au fond, exister qu'une seule maladie,
« consistant à ne pas bien se porter. Or, puisque
« la santé réside dans l'unité, la maladie résulte
« toujours d'une altération de l'unité, par excès
« ou défaut d'une des fonctions en harmonie.
« Le désordre peut provenir du dehors ou du de-
« dans, quand les limites normales de variations
« se trouvent dépassées, en un sens quelconque,
« par l'action prolongée, soit du milieu soit de
« l'organisme. A mesure que l'espèce devient plus

« éminente et plus civilisée, c'est surtout le se-
« cond cas qui prévaut. »

« Chez les Occidentaux actuels, même mascu-
« lins, la maladie doit donc être attribuée au
« centre cérébral, qui domine mieux l'ensemble
« de l'organisme, et d'ailleurs fonctionne davan-
« tage. Les altérations émanées du milieu n'ac-
« quièrent ordinairement de gravité que d'après
« leur réaction indirecte sur le cerveau, par les
« nerfs ou les vaisseaux. Mais on est habituelle-
« ment trompé sur le vrai siège de la maladie,
« parce que les symptômes affectent rarement
« les fonctions cérébrales, sauf les cas de grand
« danger. Ils consistent presque toujours dans
« les altérations que le cerveau troublé détermine
« sur les autres organes. » (1).

Cette citation d'une précieuse correspondance
établit les bases d'une théorie positive de la maladie. Elle exige cependant un complément nécessaire, que fournit le passage suivant de la même
correspondance : « Puisque la région affective
« domine dans l'état normal, elle doit surtout
« prévaloir envers ses perturbations, d'autant
« plus que son exercice est seul continu. Quant
« aux deux autres régions cérébrales (spéculative

---

(1) Auguste Comte, *Lettres sur la pathologie.*

« et active) elles ne peuvent influer que sur les
« subdivisions, outre leur participation aux
« symptômes, lorsque le trouble atteint son
« maximum. Il faut donc rapporter surtout les
« maladies au sentiment, dont l'intelligence et
« l'activité ne sont que les ministres généraux,
« dépourvus d'ailleurs de relations directes avec
« la vie végétative. »

Mais pour bien concevoir toute la portée de ces
deux citations, il importe de ne jamais oublier,
ainsi que nous l'avons dit, que, dans notre état
social et en général dans tout état de civilisation
suffisamment avancé, le milieu physique agit
toujours sur un organisme profondément modifié par les antécédents sociaux, et que lorsqu'une
cause modificatrice quelconque vient à rompre
l'harmonie fonctionnelle du cerveau, c'est que
déjà cette harmonie se trouvait depuis longtemps
dans un état d'instabilité plus ou moins grand.
C'est ce qui a lieu, suivant nos précédentes réflexions, à toutes les époques de transition.

Ainsi, la mobilité cérébrale et l'éréthisme nerveux propres aux constitutions modernes, que
nous avons dit être la conséquence de la rupture
de l'unité catholique, constituent de véritables
états latents de maladie. Lorsqu'une influence
extérieure ou intérieure retentira sur le cerveau

ainsi prédisposé, elle achèvera d'en ruiner l'ordre fondamental. Mais il est nécessaire, pour bien apprécier les conséquences de la rupture de l'unité cérébrale d'entrer dans quelques nouveaux détails.

Nous avons dit précédemment que lorsque les fonctions du cerveau sont dans un plein état d'unité, les instincts égoïstes, qui ne cessent jamais de fonctionner, puisque les phénomènes organiques les plus importants sont placés sous leur dépendance, se mettent au service de nos dispositions bienveillantes. Par conséquent, la rupture de l'équilibre cérébal proviendra toujours d'un excès d'égoïsme ou d'altruisme. Telles sont en effet les deux principales sources de nos maladies.

Quoique fort rares, les maladies qui naissent d'un excès de bienveillance n'existent pas moins. C'est le triste privilége de certaines natures élevées. Chez elles, la conservation du corps est à ce point négligée par des préoccupations extérieures, que l'entretien de la base végétative languit, jusqu'à compromettre l'exercice des plus importantes fonctions.

Il importe encore de ne jamais perdre de vue que les fluctuations passionnelles, qui amènent le trouble cérébral, retentissent aussi sur l'état des viscères et en compromettent bientôt l'harmonie. La *prédisposition* pathologique, sans laquelle aucune maladie ne pourrait survenir, est donc à la fois cérébrale et viscérale. Que dans ces conditions précaires de santé, un agent extérieur quelconque, comme une variation atmosphérique ou un trouble affectif, vienne ajouter son action à celle des causes antérieures de perturbation, une maladie plus ou moins redoutable ne tardera pas à éclater, sous l'influence de cette *cause déterminante*. Dans l'état d'unité cérébrale qui caractérise l'état de santé, la même influence extérieure agissant sur l'organisme ne déterminera qu'une indisposition passagère. Telle est la distinction qu'il faut établir entre l'*indisposition* et la *maladie*.

Pour ne rien négliger d'essentiel dans la théorie pathologique instituée par le fondateur de la théorie cérébrale, nous devons faire remarquer encore que c'est par les nerfs sensitifs et moteurs que la cause déterminante quelconque, qui agit sur un organisme prédisposé à la maladie, retentit toujours sur les viscères, après avoir toutefois éveillé l'appareil nerveux central. C'est ce que témoignent les divers états de spasmes et d'éréthisme nerveux qui précèdent ordinairement l'invasion de la maladie. Une réaction viscérale ne tarde pas alors à avoir lieu et son retentissement sur le cerveau achève d'en ruiner définitivement l'harmonie déjà compromise. Un phénomène très remarquable annonce bientôt cette réaction viscérale, c'est l'invasion de la *fièvre*. Suivant l'expression si juste d'Auguste Comte, la maladie éclate alors par une dilatation de sa phase végétative, c'est-à-dire par une exaltation de tous les phénomènes de la vie nutritive. Mais cette réaction viscérale porte plus spécialement son effet sur l'instinct conservateur, qui veille toujours à l'accomplissement de tous les actes nutritifs.

Cette suractivité de l'instinct conservateur est ordinairement accusée par les préoccupations personnelles auquelles est livré le malade au début de la maladie. C'est ce que confirme aussi le retour aux dispositions bienveillantes qui survient au déclin du mal et qui marque le rétablissement de l'unité cérébrale. S'il fallait une autre preuve de cette suractivité de l'instinct conservateur, on la trouverait dans les terreurs secrètes auxquelles le malade est souvent en proie, alors que le délire a rompu toutes les relations qui le rattachent à l'extérieur.

La théorie positive de la maladie vient, en cette occasion, expliquer un phénomène observé de tous temps par les praticiens et dont la vieille

3

métaphysique médicale se rendait compte en disant que l'âme avait un pressentiment du danger auquel elle était exposée. Le rôle de l'instinct conservateur, toujours très important dans les phénomènes de la santé, le devient encore bien davantage durant la maladie. D'accord avec l'expérience, cette théorie pathologique montre combien la peur peut être funeste au début et dans le cours de toutes les affections et quel précieux avantage possèdent les hommes énergiques, qui peuvent, par la puissance de leur caractère, contribuer au rétablissement de l'harmonie compromise (1).

Telles sont les considérations dont l'ensemble constitue la théorie positive de la maladie. Elles sont extraites d'une suite précieuse de lettres, dont je m'honorerai toujours d'avoir été le destinataire. La théorie des épidémies, principal objet de ce travail, va s'en déduire sans autre transition.

_____

(1) Il nous serait facile, si nous ne craignions pas de sortir de notre sujet, de montrer quelle part prend l'instinct conservateur dans le phénomène, si mal étudié encore, de la peur. — Ce phénomène très complexe est toujours déterminé par une très grande exaltation de cet instinct.

Théorie positive des épidémies.

Nous devons être autorisés maintenant à dire qu'entre une maladie ordinaire et celle qui étend ses ravages sur une grande cité, sur un peuple entier, il ne saurait exister qu'une différence d'intensité et de généralité dans leurs causes prédisposantes et déterminantes. Si, comme nous l'avons établi, l'unité individuelle réclame l'unité collective, toute cause qui compromettra l'une, retentira inévitablement sur l'autre. C'est ainsi que la ruine des croyances dirigeantes finit tôt ou tard par laisser le cerveau sans pondération, et constituer pour une société tout entière un véritable état de prédisposition à la maladie. Qu'une perturbation sociale, dont l'action s'étend sur une nation entière, vienne dans ces conditions ajouter son influence à celle de la prédisposition séculaire, on verra naître sous la moindre cause déterminante, comme un trouble atmosphérique, suffisamment étendu, les épidémies les plus redoutables.

Telle est la seule manière de concevoir l'invasion des épidémies. Si l'on invoque, à l'appui de cette manière de voir, le témoignage de l'histoire on verra les maladies épidémiques devenir plus fréquentes pendant la durée de toutes les époques de transition.

Parmi les Occidentaux, chez qui le haut degré de civilisation auquel ils sont arrivés rend plus nécessaire à l'équilibre fonctionnel le maintien de l'harmonie cérébrale, le désaccord survenu à la fin du moyen-âge entre la foi, qui sauvegardait les sentiments, et la raison, personnifiée dans la science moderne, dut laisser les cerveaux exposés à toutes les influences perturbatrices. Or, si l'on jette encore les yeux sur les civilisations moins avancées, il sera facile de se convaincre que là aussi le théologisme est entièrement épuisé et que les consciences, comme les sentiments, restent sans but et sans direction.

En exceptant les populations encore fétichiques, comme celles de l'Afrique centrale, où le peu d'activité de l'esprit a respecté les bases d'un dogme rudimentaire, il sera permis de dire que l'ensemble des populations terrestres se trouve aujourd'hui dans un état latent de maladie, qui n'attend ordinairement pour se manifester qu'une cause déterminante. Une semblable situation, à la fois morale [et mentale, doit persister jusqu'à ce que l'avènement d'un dogme fondé sur la réalité vienne rétablir ; entre nos sentiments et nos opinions, un accord sans lequel aucune stabilité cérébrale ou organique ne serait désormais possible.

L'introduction des considérations sociales dans l'étude de la maladie, nous permettra d'expliquer bien des particularités pathologiques qui durent échapper à tous les observateurs, simplement placés au point de vue individuel. C'est surtout dans l'étude des maladies épidémiques qu'il importe de ne jamais isoler l'homme de l'Humanité. C'est elle qui le protège contre les influences perturbatrices du monde ; aussi, lorsqu'il est privé de cette protection providentielle, est-il livré au désordre et à la maladie.

Il faut donc considérer l'organisme individuel comme étant profondément modifié par l'action de l'humanité. C'est sur cet organisme ainsi transformé qu'agissent les deux milieux physique et social. Aussi, les témoignages historiques nous montrent-ils l'homme plus accessible de nos jours à certaines influences, à l'égard desquelles nos prédécesseurs des âges passés étaient en quelque sorte dans un état d'immunité. L'expérience contemporaine nous fait voir les monothéistes de la race blanche plus sensibles à certains agents physiques que les populations fétichiques des races jaune ou noire. Ce n'est pas à des influences de race qu'il faut attribuer ces résultats, puisqu'un nègre de la côte occidentale d'Afrique restera réfractaire aux émanations paludéennes qui affecteront le nègre né sous les climats de l'Amérique du Nord (1).

Nous devons donc regarder toute la race blanche et une partie de la race jaune comme prédisposée à la maladie. Dans les belles vallées du Nil et du Gange, où le sacerdoce théocratique avait développé une admirable civilisation, on voit régner aujourd'hui les plus redoutables fléaux.

Préparés par ces considérations, nous devons abandonner maintenant ces hauteurs abstraites pour apprécier, au moins sommairement, les

(1) Au commencement de mes études médicales à l'Hôtel-Dieu de Marseille, il nous vint, de la côte occidentale d'Afrique, un petit mousse noir, porteur d'une fracture du bras. Peu de temps après son admission à l'hôpital, il présenta quelques symptômes qui firent craindre une fièvre typhoïde aux élèves de service. J'osai déclarer, vu l'état social du malade, que rien de semblable n'était à redouter. L'évènement parut me donner raison, car, quelques jours après, une éruption de petite vérole se manifesta.

grandes épidémies qui, à diverses époques, ont
ravagé le monde entier. Mais nous ferons obser-
ver auparavant que la théorie que nous avons
adoptée se trouverait gravement compromise si
elle ne pouvait s'étendre aux épidémies qui écla-
tent aussi parmi les animaux. Il suffit pour écarter cette objection de faire remarquer que les affections épidémiques ne règnent, en général, que
chez les animaux soumis à l'influence de l'homme
et dont la nature a été en quelque sorte changée
par la domestication. C'est dans les conditions exceptionnelles que leur fait la civilisation qu'on
voit naître les maladies, tandis que leurs congé-
nères sauvages en sont le plus ordinairement
exempts. A l'influence de la domestication vien-
dra s'ajouter souvent celle de la contagion qui
propagera la maladie', née dans des conditions
exceptionnelles, aux mêmes espèces ou aux espèces voisines vivant en liberté, et parfois aussi à
l'homme lui-même.

Parmi les maladies qui peuvent étendre leurs
effets au loin, nous devons distinguer les affections transmissibles d'homme à homme ou de
chose à homme, de celles qui ne le sont point.
Les premières, qui comprennent les épidémies les
plus meurtrières, naissent dans des conditions
particulières que nous étudierons plus tard. Elles

franchissent ordinairement les limites entre lesquelles elles ont paru et peuvent s'étendre au loin,
comme il est aisé d'en citer tant d'exemples. Elles
forment une catégorie à part sur laquelle nous re-
viendrons en dernier lieu.

C'est dans l'étude des épidémies non transmissibles qu'il est le plus facile de montrer l'influence
de nos antécédents sociaux sur la constitution
individuelle; aussi, c'est par elle que nous com-
mencerons.

Épidémies non transmissibles.

Dans l'appréciation de l'action de l'action que le milieu
physique exerce sur tous les êtres vivants et spécialement sur l'homme, il y a lieu de tenir
compte d'abord de l'influence du climat, puis
de celle de la saison, et finalement de celle des
intempéries qui surviennent accidentellement.
Ces diverses influences déterminent dans la santé,
individuelle ou collective, certaines modifications
qui caractérisent telle ou telle localité. Mais pour
susciter une maladie, elles doivent s'élever à un
degré exceptionnel d'intensité. Il faut, en d'autres termes, que, sous leur action, l'organisme
franchisse ses limites extrêmes de modificabilité.

Un être indéfiniment modifiable serait tout aussi incompréhensible qu'un être immodifiable.

Cependant l'influence du milieu physique, malgré notre longue prédisposition sociale, ne donnerait lieu qu'à des indispositions ordinairement passagères, si une action plus intime, comme peut l'être le trouble d'une passion, n'avait préparé la voie à la maladie, en compromettant définitivement l'harmonie cérébrale. Or, il suffit que cette action se généralise pour que la maladie revête un type plus général et s'élève à l'état épidémique. C'est ce qu'il est facile d'établir à l'aide d'une considération très importante.

Sous le nom de constitution médicale, les médecins praticiens désignent une influence complexe, qui imprime à nos maladies un caractère commun, malgré la diversité de leurs symptômes. A l'aide de cette considération, tout médecin observateur et instruit de l'histoire de son art, peut suivre la transition que la théorie de la maladie permet d'établir entre une maladie ordinaire, déterminée par une cause intime quelconque, et celle qui prend la forme épidémique.

Pour tout observateur, certaines épidémies ne peuvent être qu'une constitution médicale exagérée. C'est ce que nous allons faire voir.

Dans ce qu'on nomme constitution médicale,

il faut distinguer d'abord l'influence de la saison,
y compris celle des intempéries, et des modifications physiques quelconques qui les compli-
quent, plus une influence étrangère dont il faut
fixer la nature.

Stoll, l'un des plus grands observateurs modernes, distingue, comme chacun le sait, trois
sortes de constitutions médicales. Les constitutions, inflammatoire et bilieuse, propres à l'hiver
et à l'été, et la constitution dite catarrhale qui
règne dans les saisons moyennes, au printemps
et en automne. Les deux premières constitutions
appartiennent exclusivement à l'influence du milieu physique, elles sont propres aux climats extrêmes, aussi bien qu'à l'hiver et à l'été. Mais les
variations atmosphériques, les changements mé-
téorologiques que présentent les saisons moyennes suffisent-ils pour déterminer la constitution
catarrhale, pour susciter la mobilité cérébrale et
l'éréthisme nerveux, parfois si grands dans cette
constitution, pour donner lieu à ces transsuda-
tions muqueuses, qui, pour certains praticiens,
en forment la caractéristique? Nous ne le pen-
sons pas.

Lorsqu'en jetant les yeux sur l'ensemble des
affections relatées dans nos annales pathologiques, on voit dominer de plus en plus cette

forme catarrhale, qui prend si souvent l'allure
épidémique; lorsqu'on voit l'élément nerveux s'y
élever à une intensité, souvent formidable, n'est-
on pas pleinement en droit de considérer cette
constitution comme le signe essentiel de l'action
lente et continue de nos antécédents sociaux sur
l'organisme individuel? Cette action, moins évi-
dente en hiver et en été, apparaît dans toute sa
puissance pendant les saisons moyennes. D'ailleurs, il ne manque pas de bons observateurs qui
admettent que, même dans les saisons extrêmes,
les caractères qui appartiennent à la saison peuvent s'effacer aussi. Ce qui revient à dire, en
d'autres termes, qu'une constitution médicale
peut parfois se montrer exempte de toute in-
flence émanant du milieu physique.

Que faut-il maintenant pour transformer une
constitution médicale en constitution épidémique? Qu'aux causes particulières, ordinairement
de nature morale, qui préparent la maladie, se
substitue une cause plus générale dans ses effets,
tel qu'un évènement politique quelconque, qui
a ébranlé, plus ou moins longuement, le milieu
social et laissé tous les cerveaux dans un état
d'instabilité. Alors, l'influence de la saison ve-
nant s'ajouter à ces diverses causes modificatrices, ne tarde pas à faire éclater une maladie,

dont la généralité et l'intensité croissent en raison même des causes qui l'ont préparée.

Pour le médecin observateur, il ne saurait donc exister, ainsi que nous l'avons annoncé, entre une affection ordinaire et une maladie épidémique, qu'une différence d'intensité et de généralité dans les causes prédisposantes et déterminantes. Nous prouverons plus loin, que les affections contagieuses elles-mêmes n'échappent pas à cette loi. Nous pourrons encore ajouter, fort de l'autorité des faits, que toute maladie épidémique a d'abord régné à l'état sporadique.

Ces diverses réflexions, autant que l'histoire elle-même des épidémies, nous permettent d'établir, entre les affections de cette nature, deux grandes divisions, suivant que les symptômes dominants appartiennent à la saison, ou que ces symptômes s'effacent pour en laisser prévaloir d'autres qu'on ne saurait rattacher à aucune influence physique.

Les grandes épidémies bilieuses décrites avec tant d'art et de précision par des praticiens distingués, appartiennent à la première catégorie, tandis que dans la plupart des affections à forme catharrale, qui ont régné à l'état épidémique, les caractères propres à la saison, au climat même, peuvent s'effacer totalement. Telle est la grande

épidémie de grippe, qui, sous différents noms et
à diverses époques, a ravagé le monde entier, et
particulièrement l'Occident et ses annexes. Si l'on
pouvait conserver quelque doute sur la nature
des influences, autres que celles du milieu physique, qui ont pu déterminer la plupart des épidémies à forme catarrhale qui ont paru parmi
nous depuis la fin du moyen-âge, il suffirait de
consulter le tableau qu'en a donné M. le professeur Fuster (1).

L'accroissement rapide du nombre de ces maladies, depuis le treizième siècle jusqu'à nous,
et la prépondérance croissante de l'élément nerveux qu'on y constate toujours, ne permettent
pas de leur chercher une autre origine que la décomposition politique et religieuse de notre vieux
monde. Une influence physique peut certaine-
ment compliquer cette dernière ; mais, au dire
même de certains observateurs, elle est insuffisante pour expliquer les particularités si nombreuses et si exceptionnelles que présentent les
épidémies à forme catarrhale. Quoique l'appareil
de la grippe soit moins effrayant que celui des
grandes maladies populaires, elle n'a pas moins
été aussi meurtrière que la plupart d'entre elles.

(1) *Monographie de l'affection catarrhale,* par T. Fuster.
Montpellier, 1861 ; pag. 480.

Epidémies transmissibles.

Nous devons maintenant aborder la seconde
forme que présentent les maladies épidémiques ,
c'est-à-dire la forme transmissible. Quoiqu'on
soit moins préparé à trouver , dans la manifestation de cette seconde forme , une influence sociale , nous espérons cependant faire voir qu'on
peut la rattacher à la même source que la première.

Nous ne nous arréterons pas à discourir sur les
divers modes de transmission des maladies qui
peuvent se communiquer d'homme à homme ,
ou même de chose à homme ; que la transmissibilité s'établisse par telle ou telle voie , par des
miasmes ou par des virus, là n'est pas la question
qui doit nous préoccuper.

Parmi les affections qui peuvent se communiquer d'un sujet à un autre , il y a lieu d'établir
deux grandes catégories, suivant qu'elles naissent
spontanément ou qu'elles proviennent d'une influence extérieure , telle qu'une émanation paludéenne , par exemple. L'histoire médicale indi-
quant que les diverses affections contagieuses ,
ou simplement transmissibles, n'ont pas toujours

existé, il faut donc admettre qu'elles ont exigé pour se manifester, une certaine modification de l'organisme, à moins que l'on ne suppose qu'un profond changement n'ait eu lieu dans le milieu physique, depuis l'antiquité jusqu'à nos jours ; ce qu'il serait impossible d'établir. Quoiqu'on ait dit et écrit sur ce sujet, on peut regarder comme certain que si quelques affections exanthémateuses ont pu régner, dans les temps anciens, à l'état sporadique, ce que rien n'indique encore, elles n'ont jamais revêtu la forme épidémique. Il faut donc, de toute nécesité admettre que les causes modificatrices qui ont déterminé les diverses transformations observées dans la constitution individuelle depuis plusieurs siècles, l'ont aussi rendue plus apte à percevoir certaines influences qui ne pouvaient l'affecter auparavant. Bien que l'origine des grandes épidémies soit encore entourée de ténèbres, des faits très positifs et d'une date presque contemporaine, relatés par de nombreux observateurs, prouvent que telle fut la cause de la plupart des maladies contagieuses ou transmissibles selon un mode quelconque, qui ont paru parmi nous depuis la tranformation de la vieille société gréco-romaine.

Parmi les affections transmissibles à forme épidémique, et pouvant naître spontanément, après certaines modifications de l'organisme, nous distinguerons celles dont les effets ont un caractère plus ou moins spécial, de celles qui peuvent prendre une généralité d'allure qui les rapproche des grandes épidémies. Comme types de ces deux dernières catégories d'affections, nous citerons la syphilis et les exanthèmes.

Nous devons repousser d'abord tout ce qui a été dit sur l'origine américaine de l'affection vénérienne. Une simple coïncidence a pu laisser établir une croyance qu'une discussion rationnelle eût écartée si elle avait pu être instituée. Si nous croyons devoir aborder ici cette question si intéressante au point de vue médical, c'est parce que la maladie vénérienne a régné, lors de son apparition, sous la forme épidémique. Cette triste et terrible affection dont les progrès de l'hygiène ont diminué l'intensité et la généralité, a peut-être, comme quelques faits semblent le faire supposer, présenté quelques cas isolés dans l'antiquité, au moins sous la forme blennorrhagique, mais son extension par le simple contact ne paraît avoir été possible qu'après une modification profonde survenue dans la constitution individuelle, surtout en ce qui concerne la nutrition fondamentale.

Diverses considérations et quelques faits que

nous devons rappeler paraissent nous autoriser à faire la supposition que son origine fut essentiellement féminine.

L'organisme féminin peut, en quelque sorte, servir de mesure à l'action de l'Humanité sur la constitution individuelle. Il reflète, pour ainsi dire, tous les progrès moraux ou matériels accomplis sous sa providentielle assistance. La délicatesse morale de la femme, l'intimité des rapports qui lient chez elle le cerveau aux viscères, la rendent naturellement plus accessible aux modifications quelconques survenues dans l'ordre extérieur, physique ou social. Mais c'est sur les appareils maternels que ces modifications portent plus spécialement leur action. Ebauchée seulement dans les espèces supérieures, la menstruation acquiert dans la nôtre une intensité et surtout une régularité bien propre à marquer l'intime dépendance des organes des germes à l'égard de l'appareil nerveux central. Il n'est point d'observateur qui ne sache avec quelle déplorable facilité les passions qui agitent l'âme retentissent sur ces organes. C'est à ces influences passionnelles que bien des médecins attribuent aujourd'hui la plupart des écoulements dont les appareils maternels sont devenus le siége. L'histoire de nos maladies nous indique

aussi que les affections leuchorrhéiques ont parfois régné presque à l'état épidémique sous l'empire de certaines constitutions médicales.

Ces diverses réflexions nous conduisent à
supposer que l'affection vénérienne a pu naître, avec ses diverses formes, dans l'organisme féminin, sous l'influence d'une longue
prédisposition antérieure, d'une nature essentiellement morale, et qu'elle s'est étendue ensuite progressivement, par l'absence de soins de
propreté, jusqu'à prendre même la forme épidémique. Les soins hygiéniques, en atténuant les
effets d'une maladie aussi terrible dans ses conséquences que honteuse dans sa manifestation,
nous indiquent également ce qu'on doit espérer
encore de la réforme morale, de laquelle le positivisme fait dépendre le rétablissement de l'ordre
compromis et de la santé vacillante.

L'histoire de la maladie vénérienne est déjà
assez riche de faits, pour qu'on puisse en suivre
les progrès depuis des temps assez éloignés, jusqu'au moment où les gouvernements justement
alarmés de ses progrès ont cru devoir prendre
des mesures pour en arrêter la marche. Elle
nous permet assurément de conclure qu'elle a
primitivement régné à l'état sporadique, comme
la plupart des maladies qui ont pris plus tard la
forme épidémique.

Si cette hypothèse, parfaitement acceptable selon nous, pouvait être consacrée par l'analogie, il nous serait facile d'invoquer certains faits admis par de nombreux praticiens et desquels il résulte que telle affection de nature catarrhale a pu naître spontanément, sous une prédisposition favorable à son apparition et se transmettre ensuite par la contagion ou tout autrement. Ainsi, certains écoulements leuchorrhéiques, certaines angines couenneuses, le croup, quelques affections diphtéritiques ont pu, sous certaines prédispositions, devenir transmissibles et se propager par le contact, au point même de constituer de véritables dangers pour le médecin.

Telle est l'hypothèse à laquelle nous rattachons l'origine de la maladie vénérienne.

Il faut encore rattacher à une origine analogue d'autres affections dont on ne connaît ni le berceau, ni la date de leur apparition. Dans ce nombre on doit comprendre tous les exanthèmes et les maladies typhiques, dont la transmission infectieuse ou miasmatique n'est contestée par aucun praticien.

Nous écarterons l'origine asiatique des exanthèmes, comme nous avons repoussé la filiation américaine de la syphilis. Si la petite vérole et la rougeole nous avaient été apportées par l'invasion arabe, ou par la marche des peuples de la race jaune, on devrait se demander comment une maladie qui se propage à toutes les races, à tous les types de civilisation existant aujourd'hui sur notre planète, n'ait pas apparu plus tôt. Les contacts des Grecs et des Romains avec l'Arabie et l'Asie centrale étaient déjà assez intimes vers les derniers siècles de leur ère, pour que les redoutables maladies, qui ont plus tard ravagé l'Europe et le monde entier, s'étendissent, dès cette époque, à tout l'Occident. Cependant l'histoire reste muette sur l'existence de ces diverses affections. L'apparition de la petite vérole fut bien antérieure à l'invasion arabe ; elle paraît contemporaine de la grande peste du sixième siècle décrite par Procope.

Le fait d'une maladie éruptive qui naît spontanément n'a rien qui doive surprendre un médecin qui a consulté nos annales épidémiques. Celui d'une éruption pouvant se transmettre d'homme à homme, par la contagion ou tout autrement, n'est pas non plus chose extraordinaire. Les progrès de la constitution catarrhale, dont l'extension suit, pour ainsi dire, pas à pas ceux de la décomposition de notre vieille société, nous montre que la fréquence des éruptions croît en quelque sorte en raison de la mobilité fluxion-

naire propre à certaines maladies et de l'altération organique que présentent les humeurs de
l'économie.

Sous cette constitution l'érysipèle qu'on ne
rencontre ordinairement qu'à l'état sporadique
a régné cependant sous la forme épidémique.
Dans son troisième livre des épidémies Hip-
pocrate dit : « On vit régner au printemps une
« grande quantité d'érysipèle qui continuèrent à
« régner dans l'été et pendant l'automne. » En
1700, une épidémie meurtrière d'érysipèle rava-
gea Naples. Pendant tout le xviii° siècle cette maladie parut en Italie, sous forme épidémique,
avec une gravité plus ou moins grande. La mi-
liaire qui peut n'être qu'une affection symptô-
matique de certaines maladies, peut naître
spontanément et passer à l'état épidémique. Enfin, nous ne devons pas oublier qu'une des formes les plus dangereuses de l'exanthème, la
scarlatine, est de date toute récente. D'après
Ozanam, ce n'est que dans le xvii° siècle que l'on
a commencé à parler de cette maladie et qu'on
en a eu quelques descriptions. Les épidémies de
scarlatine remplissent le siècle suivant, avec les
épidémies catarrhales.

Ne sommes-nous pas encore autorisés par ces
différents faits à rechercher la cause des mala-

dies exanthémateuses, qui ont si souvent répandu le deuil sur le globe entier, dans les perturbations même qui ont amené la décomposition du monde ancien. Le mélange des peuples auquel quelques auteurs ont voulu attribuer la petite vérole et la rougeole, n'aurait pu provoquer l'éclosion de ces maladies qu'en poussant à la dissolution générale, en compromettant de plus en plus l'ordre domestique et religieux, en relâchant les vieilles habitudes hygiéniques, en troublant la quiétude morale qui fut pour les populations, surtout théocratiques, pendant un nombre considérable de siècles, une espèce d'immunité contre la maladie.

Parmi les affections épidémiques qui naissent spontanément et se transmettent d'homme à homme, nous citerons encore le typhus. Cette maladie, qui se manifeste dans les grandes réunions d'hommes, paraît avoir été connue de toute antiquité. Elle a été souvent constatée par les historiens. On la rencontre principalement dans les armées en déroute et démoralisées. Quoiqu'elle ait souvent ravagé les armées antiques et les villes assiégées, elle paraît cependant avoir toujours respecté les populations théocratiques et fétichiques. Les grandes expéditions entreprises quelquefois par ces populations pour occuper l'humeur turbulente de la caste militaire, ou pour se débarrasser par des colonisations d'un trop plein, semblent avoir toujours été exemptes de maladies de cette nature. Les voyageurs ne les ont jamais constatées dans les grandes sociétés fétichiques qu'ils ont visitées. Jamais non plus elles n'ont paru sur les navires où l'avidité occidentale entasse, pour un affreux trafic, les malheureuses populations africaines.

Après ces différents aperçus qu'il n'est pas nécessaire de prolonger davantage, nous arrivons enfin aux maladies populaires, à ces fléaux qui marchent accompagnés de la terreur et de tous les maux.

Épidémies populaires.

———

Bien que l'on soit à peu près fixé sur la nécessité d'une participation quelconque du milieu physique dans la manifestation des grandes épidémies de peste, de fièvre jaune et de choléra, on ne sait que fort peu de choses encore sur les conditions de leur invasion. Nous espérons démontrer que quoique l'influence qui les détermine soit d'une nature toute physique, elles ne se manifestent néanmoins que lorsque l'organisme se trouve dans un état de prédisposition favorable à leur développement.

Il est un fait assez généralement admis par les médecins observateurs, c'est que les émanations miasmatiques n'agissent pas de la même manière sur des individus appartenant aux diverses races humaines et que, dans une même race, des sujets, provenant de différents états de civilisation, sont

différemment affectés par ces émanations. Ainsi,
la race blanche résistera moins que les races
jaune et noire à certaines influences paludéennes;
et dans celles-ci on remarquera des immunités
différentes suivant la provenance des sujets et leur
degré de civilisation. Telle contrée, ravagée de nos
jours par les fièvres paludéennes, a porté dans
l'antiquité des populations robustes et aguerries,
sans qu'on puisse attribuer ce changement à aucune modification physique due à l'industrie humaine. Notre espèce aurait probablement disparu
bien avant qu'elle eût eu le temps de réaliser des
conditions convenables d'habitation sur un sol primitivement bouleversé, quoi qu'en aient dit les
poëtes, si notre délicatesse nerveuse avait atteint
primitivement ce haut degré de susceptibilité
propre aux civilisations avancées. Il nous est donc
permis de supposer déjà, d'après ces seules considérations, que les trois grands fléaux que nous
allons maintenant étudier, sont, malgré la diversité de leur berceau, la conséquence d'une modification profonde, survenue dans la constitution individuelle, sous l'empire d'une influence
sociale, qui en a augmenté la susceptibilité nerveuse et qui a constitué pour chaque individu un
véritable état de prédisposition. C'est ce que nous
espérons établir directement en analysant séparé-

ment chacune des trois grandes épidémies énumérées précédemment.

La peste est-elle une maladie nouvelle, ou a-t-elle régné de tous temps ? Les anciens ont désigné sous le nom de peste des maladies épidémiques diverses, qui ont exercé de grands ravages sur les masses d'hommes. Mais rien dans leurs descriptions ne saurait nous autoriser à voir dans ces maladies la vraie peste, la peste à bubon. La peste d'Athènes, décrite par Thucydide, fut caractérisée par une éruption pustuleuse, par une dyssenterie consomptive et des douleurs d'entrailles atroces, suivies de gangrène. Galien rapporte que la maladie qui désola Rome et toute l'Europe, sous Marc-Aurèle, c'est-à-dire vers l'an 166 de l'ère vulgaire, était semblable à la peste d'Athènes. La peste de 250, qui étendit également ses ravages à l'Europe entière, fut décrite, au dire d'Ozanam, par saint Cyprien, qui en donne une description semblable à celle d'Athènes.

C'est dans Rufus, qui vivait sous Trajan, qu'on trouve pour la première fois une narration exacte de la peste à bubon. On lit dans le dictionnaire en trente volumes, deuxième édition, article peste : « Le bubon, dit Rufus, qui, pour

« des causes manifestes et les premières venues ,
« se développe au cou, aux aisselles et aux cuis-
« ses, est avec ou sans fièvre. Nécessairement la
« fièvre qui se joint à un bubon est accompagnée
« de frissons, si rien ne s'y associe, il est aisé de
« la faire cesser sans danger..... Mais les bubons
« appelés pestilentiels sont les plus dangereux et
« les plus aigus, tels qu'on les voit surtout dans
« la Lybie, l'Egypte et la Syrie, et dont a fait
« mention Denys, surnommé *Kyrtus*. Dioscoride
« et Posidonius s'en sont toujours occupés au
« sujet de la peste qui régna en Lybie. Ils disent
« que dans cette peste il y avait une fièvre aiguë,
« de la douleur, une tension de tout le corps, du
« délire, et le développement de bubons volumi-
« neux, durs et qui ne venaient pas à suppura-
« tion. Ces bubons se formaient non seulement
« dans les lieux ordinaires, mais encore aux jar-
« rets et aux coudes. »

Après cette description, il n'est plus permis de
mettre en doute la nature de la maladie. Elle paraît avoir régné isolément, mais elle a pu s'élever
aussi, en Lybie, à l'état épidémique. Posidonius,
dont il est fait mention dans cet écrit, vivait en
l'an 135 avant l'ère vulgaire; Dioscoride et Denys,
dans le premier siècle de notre ère.

L'existence de la peste à bubon est donc cons-

tatée depuis les dernières années de la république
romaine. A-t-elle régné auparavant ? Depuis Thucydide, jusqu'à cette époque, il ne paraît pas
avoir été fait mention d'aucune épidémie pestilentielle qu'on ait pu prendre pour la vraie peste.
Hérodote, qui a visité l'Egypte, dit que c'est un
pays très sain et qu'on n'y voit pas de maladies.
Moïse parle, il est vrai, d'une épidémie que la colère de son Dieu appela sur l'Egypte, mais il pa-
raîtrait que cette épidémie fut passagère, puisque
les prêtres égyptiens, de qui Hérodote tenait tous
les détails qu'il nous a transmis, n'en avaient pas
conservé le souvenir.

Si les pestes dont parlent Galien et saint Cyprien étaient la vraie peste, la peste à bubon, leur
apparition serait postérieure à celle décrite par
Rufus. Dans tous les cas, il faut aller jusqu'au
sixième siècle pour trouver une nouvelle description circonstanciée de la peste. C'est Procope, his-
torien grec, contemporain de Justinien, qui nous
décrit très explicitement la grande peste de Constantinople.

A partir de cette époque, la peste semble avoir
élu domicile en Orient, et particulièrement au
Caire, qui en est devenu, pour ainsi dire, le foyer
d'où elle s'irradia de temps en temps pour aller
ravager l'Europe et le monde.

La peste noire du xiv° siècle, décrite par Boc-
cace, dans la préface de son *Décaméron* présente
tous les caractères de la peste orientale. Plusieurs
médecins, et Ozanam entre autres, en ont fait
une maladie qui, d'après eux, serait arrivée de la
Chine en Europe.

Rien ne semble appuyer cette opinion. Si la
peste du xiv° siècle arriva de l'extrême Orient en
Europe à travers l'Asie, il ne faut pas perdre de
vue que l'invasion tartare, qui eut lieu dans le
xiii° siècle, peut parfaitement l'avoir empruntée
à l'Occident, où elle ravageait les armées chré-
tiennes et musulmanes, et l'avoir transmise ensuite en Chine par la conquête mongole, d'où elle
serait revenue en Europe au xiv° siècle, par l'Inde,
la Perse et l'Egypte. Nous ne pouvons voir, dans
la peste du xiv° siècle, d'accord en cela avec la
plupart des historiens et des médecins, que la
peste orientale, dont le point de départ, le foyer
permanent, nous paraît être la vallée du Nil, et
principalement le Delta de ce grand fleuve.

Dans le xvii° siècle la peste envahit toute l'Europe. Paris, Londres, et surtout cette dernière
capitale, étaient devenus des foyers pestilentiels
comme le Caire et Constantinople. Un incendie
purifia Londres, et la peste n'y fit plus que quelques rares apparitions.

Il résulte pour nous de cette succincte exposition de la marche du redoutable fléau, qu'il est de date récente; qu'il ne faut pas faire remonter son apparition au delà des derniers siècles du polythéisme; que la vallée du Nil, si saine lorsque Hérodote visita l'Egypte, c'est-à-dire quatre siècles et demi avant l'ère vulgaire, et même aux temps d'Alexandre, alors que la théocratie égyptienne était en pleine décomposition sous une dynastie étrangère, que cette belle vallée des Pharaons fut le lieu où naquit la peste, et d'où elle s'irradia progressivement à travers le monde entier.

Quelle fut l'origine de cette terrible maladie? L'influence paludéenne, a-t-on dit. Tout semble démontrer, en effet, aujourd'hui, que cette influence joue un rôle important dans la manifestation de la maladie. Mais, on objectera immédiament que cette cause existait aussi aux temps des Pharaons. Pour répondre à cette objection, quelques médecins judicieux ont avancé que le relâchement des soins hygiéniques, le défaut d'entretien des grands canaux destinés à l'irrigation des terres, résultats inévitables de la décomposition du régime théocratique, ont pu suffire pour disposer l'organisme à la maladie et faire naître des émanations paludéennes ou putrides, là où elles n'existaient point. Quoiqu'en grande partie fondées, ces raisons ne nous paraissent pas pouvoir tout expliquer. Des causes semblables ont également existé dans d'autres localités presque voisines, où la maladie ne s'est jamais montrée ; elles ne peuvent figurer qu'à titre de causes accessoires et surtout déterminantes.

La théocratie égyptienne, dans une incomparable tentative gouvernementale, qui fera toujours l'admiration du philosophe, avait prématurément aspiré à fonder le bonheur des nombreuses populations placées sous sa direction , en soumettant à une salutaire discipline l'ensemble des fonctions cérébrales et corporelles. Quoique inopportune encore, vu l'insuffisante préparation des forces qu'elle voulut discipliner, cette tentative eut pour résultat de constituer un régime pleinement pacifique, fondé sur la culture morale. Ce régime mal apprécié encore, et que nous ne connaissons que d'après les imposants débris dont la vallée du Nil est encore couverte, avait réalisé, chez les populations qui y furent soumises, un haut degré de civilisation et d'amélioration de toutes sortes, sans exemple dans le passé. Le régime des diverses populations militaires d'où nous provenons ne pourrait nous en donner qu'une très imparfaite idée.

Les historiens qui ont décrit l'Egypte, et surtout le père de l'histoire, sont tous d'accord pour
nous représenter le peuple égyptien, comme très
religieux, et comme jouissant d'un bonheur sans
borne, dont la gaîté, disposition d'ailleurs habi-
tuelle chez toutes les populations théocratiques,
constituait la meilleure expression.

La décomposition d'un régime qui avait fondé
dans de vastes populations une unité cérébrale
d'une stabilité sans exemple encore, et développé
en elles une délicatesse nerveuse, dont les habitants des bords du Gange nous montrent à peu
près l'équivalent, les laissa exposées sans défenses
à toutes les perturbations extérieures. Une profonde modification, à la fois cérébrale et organique, fut la conséquence inévitable d'un changement aussi radical dans leur régime public et
privé. Sans pouvoir s'assimiler, ni même se mêler
aux populations militaires, qui occupèrent tour à
tour la terre des Pharaons, ses antiques habitants
tendirent au contraire à s'isoler, lorsqu'ils ne furent point dégradés par les conquérants dont ils
ne purent adopter ni les mœurs, ni les usages.

Telle fut, selon nous, et conformément à la
théorie que nous avons développée au début de
ce travail, la profonde transformation, morale
et organique, qui prépara la manifestation d'une

série de maladies jusqu'alors inconnues, et, spécialement, du terrible fléau qui devait plus tard
décimer le monde.

Dans ces conditions spéciales, les effluves marécageux, qui couvraient la Basse-Egypte, surtout
lorsque les grands-travaux destinés à la fécon-
dation du sol furent négligés, devinrent la cause
déterminante de la redoutable maladie. La fondation même d'Alexandrie, dont la population
s'éleva en peu d'années à un chiffre considérable,
a dù contribuer aussi à l'aggravation d'une situation déjà précaire, en appelant dans les localités les plus malsaines du Delta un peuple nombreux, dont la misère et la dégradation, bien
connues, atteignirent bientôt une intensité exceptionnelle.

Le passage du médecin grec que nous avons
cité au commencement de cet article, ne nous
permet-il pas de croire que la maladie s'est montrée d'abord à l'état sporadique avant de passer à
l'état épidémique et d'étendre ses ravages aux
contrées voisines.

Telle est la théorie que nous avons adoptée depuis longtemps déjà pour expliquer l'apparition
de la peste. Quoiqu'elle ne soit fondée sur aucun
fait spécial, elle est parfaitement conforme à la
théorie générale de la maladie. Une fois dévelop-

pée, la maladie pestilentielle s'est ensuite étendue par la contagion, sans que rien n'ait pu en
arrêter l'essor. Sa disparition actuelle ne sera-t-
elle qu'une trève, ou bien est-elle une délivrance
pour notre espèce? C'est ce que le temps seul
peut décider. Néanmoins les grands travaux d'as-
sainissement exécutés dans la vallée du Nil, sous
une puissante initiative, l'amélioration des conditions hygiéniques des populations musulmanes, peuvent être des préservatifs suffisants contre le retour de la maladie.

La fièvre jaune est une de ces maladies propres
à l'Archipel américain et qui n'en sort que par
l'effet d'une transmission quelconque. La maladie
peut régner à l'état sporadique ou à l'état épidémique. Elle n'attaque ordinairement que les Européens nouvellement arrivés, ou non encore
acclimatés. Elle n'atteint que rarement ceux qui
ont un long séjour dans le pays, et plus rarement encore les créoles et les nègres, indigènes
ou arrivés d'Afrique.

Un auteur recommandable, qui admet l'origine
américaine de la syphilis, pense que la fièvre
jaune a été communiquée aux premiers venus
dans le Nouveau-Monde, par le contact des abo-

rigènes. Le fait seul de l'immunité des créoles et de la race noire à l'égard de cette maladie ne permet guère d'adopter cette opinion.

Les Européens ne contractent la maladie qu'après avoir touché terre, ou lorsqu'ils ont eu des contacts avec les habitants du pays. L'isolement en mer semble devoir être toujours un préservatif contre la fièvre jaune. De ce simple fait, on est obligé de conclure que la maladie est, en partie au moins, le résultat d'une influence locale. Quelques localités où elle règne presque endémiquement, comme certaines îles des Antilles, la Guyanne même, ne paraissent pas aptes cependant à l'engendrer spontanément. Avant que ces pays eussent eu des rapports fréquents avec les Européens, ils étaient beaucoup moins exposés à la fièvre jaune, qui ne frappait jamais les étrangers directement arrivés d'Europe.

En Afrique et en Asie, sous les mêmes latitudes que celles où éclate ordinairement la fièvre jaune en Amérique, on ne la constate que lorsqu'elle y a été apportée. Par le fait de l'importation, elle a fait de nombreuses et terribles apparitions sur les côtes des Etats-Unis et dans l'Amérique du Sud. Elle a souvent paru en Espagne; elle a régné dans le Lazaret de Marseille, et à Livourne. Elle ne dépasse jamais certaines latitudes ; sous l'équateur même, les lieux élevés en sont préservés.

Le caractère contagieux de la maladie a été mis hors de doute par les observations recueillies partout où elle a sévi.

L'opinion la plus accréditée et la plus probable est que la fièvre jaune est due à des émanations paludéennes. Elle ne paraît que dans la saison humide, appelée hivernage dans le pays. Quelques fois, pourtant, on l'a vue régner deux et même plusieurs années de suite. Les femmes et les enfants sont moins souvent atteints que les hommes ; et, parmi ces derniers, ceux qui sont le plus exposés aux atteintes du mal, sont les constitutions pléthoriques où domine l'éréthisme sanguin. La maladie a parfois présenté de très longues intermittences ; quelquefois elle ne règne qu'à l'état sporadique , quelquefois enfin elle affecte la forme épidémique, et peut devenir aussi terrible que la peste elle-même.

Du rapprochement de ces différents faits il nous paraît ressortir que l'apparition de la maladie est subordonnée, comme celle de toute affection épidémique ou sporadique, à une prédisposition antérieure. C'est sur les organismes, ainsi prédisposés, qu'agit l'influence paludéenne. L'isolement en mer est, comme nous l'avons vu, un préservatif toujours certain.

Après la lutte des Etats-Unis contre l'Angle-
terre, la fièvre jaune a été observée dans l'Amérique du Nord, sous des latitudes qu'elle n'avait
jamais atteintes antérieurement, et avec une
intensité rare. Pendant toute la durée de la
révolution française, elle a sévi énergiquement
dans les grandes et petites Antilles, sur tout le
littoral de l'Archipel américain. Elle s'est élevée
jusqu'à New-York, Baltimore, attaquant indis-
tinctement européens, acclimatés ou non acclimatés, la race noire comme la race blanche.

Il nous est donc permis de dire, d'après tous
ces faits et ces divers rapprochements, que la fièvre jaune est encore, comme la peste, le produit
d'une double influence physique et sociale. En
augmentant la susceptibilité nerveuse et cérébrale propre aux constitutions modernes, la décomposition morale de notre vieille société laissa
partout toutes les portes ouvertes à la maladie.
La forme épidémique, si fréquente dans les affections modernes, doit être considérée par les médecins observateurs, comme la meilleure preuve
de l'action qu'exercent sur l'organisme individuel les perturbations de toutes sortes auxquelles
est exposée notre antique civilisation.

Pour clore cette longue énumération de fléaux,
que fait naître la dissolution croissante de la so-

ciété, il ne nous reste plus qu'à examiner le plus moderne de tous.

Le choléra est-il une maladie nouvelle? Telle est la question que nous devons nous poser encore ici à l'égard de cet autre fléau. Quand on étudie cette question dans les auteurs qui ont vécu sur les lieux, qui paraissent avoir servi de berceau à la maladie, on ne peut y répondre que par l'affirmative. D'abord, il est impossible d'assimiler le choléra asiatique au choléra-morbus de nos pays. Quoique cette dernière maladie ait parfois pris la forme épidémique, depuis le xvii° siècle, il n'est pas possible de confondre ses symptômes avec ceux du choléra indien.

Le choléra asiatique a fixé pour la première fois l'attention des médecins, vers l'année 1817, lorsqu'il éclata dans les environs de Calcuta avec l'intensité des plus grandes épidémies. S'irradiant de ce point, du Sud au Nord, à travers l'Asie centrale, en suivant les voies les plus fréquentées, il eut bientôt atteint les confins de l'Europe, qu'il menaça de ses ravages. En 1830 il était à Moscou, et en mars 1832 il éclatait à Paris, où, en quelques mois, il fit 27,000 victimes.

Avant l'apparition de 1817, le choléra avait-il

régné dans l'Inde? On ne peut conserver aucun doute à cet égard, car la maladie fut décrite avant cette époque par des observateurs consciencieux, qui certes ne pouvaient prévoir son extension future.

Dès le xvii° siècle, Bontius parle d'une maladie qui a un grand air de parenté avec le fléau du xix° siècle. L'importance de tous les renseignements qui peuvent nous permettre de suivre les premiers pas de cette redoutable maladie, nous fait un devoir de reproduire ici le passage même de cet auteur où il en est question (1).

« Fit itaque cholera, cum materia biliosa, ac
« prætorrida ventriculum, ac intestina infestans,
« per gulam simul, ac per anum continuo ferme,
« ac cum magna copia rejicitur : morbus est
« acutissimus, ideo præsenti eget remedio. Causa
« præcipua hujus mali , præter aeris calidam ac
« humidam temperaturam, est nimia fructus hic
« edendi licentia; qui quod plerumque sint horarii
« ac putredini obnoxii , tum humiditate sua su-
« perflua ventriculo infesti sunt ac insueti etiam, ac
« bilem æruginosam hanc gignunt. Hæc excretio,

(1) Jacobi Bontii in Indiis Archiatri, de medicina Indorum, liber IV. In meth. Medendi medica, p. 219 , *De Cholera*.

« et non sine causa, alicui videretur salubris,
« quod talia purgentur, qualia oportet : tamen
« quia cum tanta quantitate simul effunduntur
« spiritus vitales, ac naturales, debilitato quoque
« per fœdos halitus corde , caloris omnis, ac vitæ
« fonte , ut plurimum commoriuntur ægri , id-
« que celerrime , ut pote qui intra vinginti qua-
« tuor horas vel etiam pauciores expirent , ut
« accidit inter plurimos , *Cornelio van Royen* ,
« ægrorum in nosocomio æconomo, qui, hora
« sexta vespertina, adhuc valens, subito cholera
« corripitur, et ante duo deciman noctis horam
« vomendo simul, ac per alvum dejiciendo, cum
« diris cruciatibus, ac convulsionibus, miserrime
« expiravit ; vincente morbi violentia , ac celeri-
« tate omne remediorum genus : Si tamen, ultra
« prædictum spatium, pernicies ista protrahatur,
« magna curæ spes est : Pulsus hic admodum
« debilis est, respiratio molesta, membra externe
« frigent. Calor vehemens, ac sitis interne urgent,
« vigiliæ adsunt perpetuæ. Jactatio corporis in-
« quietissima, quæ si comitetur frigidus ac fœti-
« dus sudor, mortem in propinquo esse certissi-
« mum est. »

La maladie décrite ici présente presque tous les
symptômes du choléra asiatique , moins toutefois, la suppression des urines et les selles blan-

ches, puisque les déjections sont toujours bilieuses. La maladie atteint les Européens et probablement les indigènes aussi. Elle régnait à l'état
endémique à Batavia, où observait Bontius.
Avait-elle la forme épidémique ? Bontius ne l'indique pas. Cependant, le passage suivant : « ut
« accidit inter plurimos, Cornelio etc., » semble
indiquer qu'elle faisait de nombreuses victimes.

Le choléra de Batavia ressemblerait plutôt à une
de ces fièvres bilieuses pernicieuses, si communes
sous cette latitude, qu'à la grande épidémie contemporaine. Le passage suivant de Lind, médecin
anglais, qui observait dans l'Inde, est beaucoup
plus explicite : « Remittente febre, pulsus fere
« ad naturalem conditionem redit : manent ta-
« men capitis, atque lumborum dolores, licet le-
« viores, ut et sapor oris ingratus, ac prostratus
« appetitus. »

« Ingravescente morbo, remissionem vix no-
« tabilem mox sequebatur alius paroximus qui
« sane haud ita magno tremore incipit, majore
« tamen capitis dolore, summa sollicitudine, car-
« dialgia, nausea, vomitu, bilisque dejectionibus.
« Vomitus et dejectiones tamen plerumque *albi*
« *coloris erant, calcis aqua commistæ, vel lactis*
« *illius quod lactentes evomunt ad instar, quando*

« *materia coagulata plurimum contrita est*. Fer-
« vor , immodica sitis, ac deliria eveniunt (1). »

Voilà une fièvre pernicieuse dont les accès présentent des caractères bien différents. Les déjections ont été d'abord bilieuses ; elles deviennent
ensuite blanches, avec l'apparence de l'eau de
chaux, qui tient en suspension une matière analogue à celle qu'on trouve dans les matières vo-
mies par les enfants à la mamelle. D'après ce
passage , on ne peut douter de la nature de la
maladie.

Sonnerat, voyageur français, qui parcourait
l'Inde de 1774 à 1781, parle , dans les termes sui-
vants, d'une maladie qui y faisait de grands ravages :

« Il y régna de plus une maladie épidémique
« qui , en vingt-quatre heures , et quelquefois
« moins, enlève ceux qui en sont attaqués. Elle
« ne se manifeste que dans les temps froids.

« Les débauchés et ceux qui ont des indiges-
« tions, sont attaqués d'un dévoiement ou plutôt
« d'un écoulement involontaire de matière fé-
« cale. Ils n'ont point de remèdes pour ce cours

(1) Lind, *Maladies des Européens dans les pays chauds*,
2 vol. in-12, 1er vol.. note de la page 113, — extraite d'une
dissertation inaugurale sur la fièvre putride observée dans
le Bengale, en 1762.

« de ventre qu'ils appellent *flux aigu*, et dont ils
« laissent la guérison aux soins de la nature. »

« Le flux de cette espèce, qui régna, il y a
« quelques années, se répandit dans tout le pays,
« fit de grands ravages, depuis Cheringam jus-
« qu'à Pondichéry, emporta 70,000 personnes.
« Diverses causes l'occasionnèrent. Les uns en
« furent affligés, pour avoir passé la nuit et
« dormi en plein air ; d'autres, pour avoir
« mangé du riz froid ; mais la plupart le furent
« pour avoir mangé après s'être baignés ou lavés
« avec de l'eau froide, ce qui leur causait une in-
« digestion, un spasme universel du genre ner-
« veux, suivi de l'atonie et de la mort, si les ma-
« lades n'étaient promptement secourus. Cette
« maladie arriva pendant que les vents souf-
« flaient au Nord, en décembre, janvier et fé-
« vrier. Quand ils cessèrent, la maladie disparut.
« Elle était caractérisée par un cours de ventre
« *aqueux* accompagné *de vomissements*, d'une
« faiblesse extrème, d'une soif ardente, d'une
« oppression de poitrine et d'une *suppression*
« *d'urine*. Quelquefois le malade sentait de vives
« douleurs de colique ; il perdait souvent con-
« naissance et la parole, ou il devenait *sourd ;* le
« pouls était petit et concentré, et le seul spécifi-
« que que trouva le frère Choisel, de la Mission

« étrangère, fut la thériaque et la drogue amère.
« Les médecins indiens ne purent sauver un seul
« malade.

« Celui (le cours de ventre) qui suivit deux ans
« après fut des plus terribles. Il ne provenait point
« de la même cause que le premier puisqu'il com-
« mença en juillet et en août. Il s'annonçait d'a-
« bord par un cours de ventre aqueux, qui sur-
« venait tout à coup et quelquefois enlevait le
« malade en moins de vingt-quatre heures.
« Ceux qui en étaient attaqués évacuaient jus-
« qu'à trente ou trente-cinq fois en cinq ou six
« heures : ce qui les réduisait à un tel état de fai-
« blesse, qu'ils ne pouvaient ni parler ni se re-
« muer. Souvent ils n'avaient point de paroles,
« les mains étaient froides ainsi que les oreilles ;
« le visage était allongé ; l'enfoncement de la ca-
« vité de l'orbite était le signe de la mort ; ils ne
« sentaient ni mal de ventre, ni coliques, ni
« tranchées. Ce qui les faisait le plus souffrir était
« une soif ardente. Quelques-uns rendaient des
« vers par les selles, d'autres par les vomisse-
« ments. Ce cruel fléau frappe généralement tou-
« tes les castes ; mais surtout celles qui mangent
« de la viande, comme les Parias. Les médecins
« nationaux ne réussirent pas mieux à traiter
« cette maladie, qui se renouvela dans le temps
« des vents du Nord. »
«

« Les Indiens sont encore sujets à des cours de
« ventre séreux et à des vomissements occasion-
« nés par la transpiration interceptée et par leur
« *excessive misère , qui est telle que le plus sou-*
« *vent ils n'ont pas assez à manger pour entrete-*
« *nir l'équilibre de la circulation.* A ces deux
« causes se joint le défaut de linge pour se cou-
« vrir dans les temps froids. Ils couchent sur
« une terre humide , dans des cahutes où ils ne
« sont point à l'abri de la pluie et du vent. Le
« manque de toutes les choses nécessaires à la vie
« de l'homme attire à ces malheureux des mala-
« dies qui les font périr en grand nombre. »

En rapprochant les symptômes rappelés dans
les descriptions de la maladie données par les
deux derniers auteurs , il n'y a plus lieu de douter de sa véritable nature. Les diarrhées aqueu-
ses, les selles blanches , l'extinction de la voix, la
suppression des urines, la surdité, l'excavation
des orbites, le froid de la peau, etc., sont des si-
gnes non équivoques, que tous les médecins ont
constatés dans les diverses épidémies qui nous
ont visités.

On peut donc conclure que le choléra avait régné au Bengale et dans certaines parties du littoral indien, bien avant son apparition de 1817.
Tout semble encore prouver qu'il n'a régné d'a-

bord qu'à l'état endémique et que, quelquefois seulement, il s'est élevé à l'état épidémique. Mais cette épidémie a-t-elle été connue avant l'arrivée des Européens ? Il est difficile de le savoir. Ce qu'on peut affirmer, c'est qu'avant 1817 elle n'avait jamais franchi les limites de la province du Bengale et de certaines parties du littoral.

Les traditions Indoues sont à peu près muettes sur l'existence de la maladie à l'état épidémique. Les brahmes regardent le choléra comme une maladie que leurs divinités irritées faisaient éclater pour témoigner leur colère de voir le beau pays de l'Indoustan livré à la domination étrangère. Cette explication aurait-elle été acceptée par les masses , dont les brahmes n'ont fait que traduire les répugnances pour un joug oppressif, si la maladie avait exercé ses ravages dans le pays , avant l'arrivée des Européens. Cela ne paraît pas probable. L'opinion qui nous semble la plus acceptable, c'est que le choléra a pris naissance dans l'Inde et particulièrement dans certaines parties marécageuses du littoral, à l'état sporadique et même endémique, mais sans jamais affecter, avant cette époque, la forme épidémique. La maladie à l'état épidémique serait donc nouvelle, comme nous l'avons annoncé , et ne daterait que de quelques cents ans. Le nom de *mordéchi*, sous lequel elle est connue dans l'Inde, est d'origine portugaise.

Nous devons maintenant nous poser cette autre question : Quelle est la nature du choléra?

Les lieux où cette épidémie a été observée par les médecins européens, et spécialement la province du Bengale, sont reconnus pour être très malsains, par tous ceux qui les ont fréquentés ; le type remittent que Lind a constaté dans sa marche, lors de ses débuts ; les succès qu'il dit avoir été obtenus par tous les habitants qui purent se procurer l'écorce du Pérou, semblent nous autoriser à rattacher la maladie à la grande famille des affections pernicieuses. Plusieurs praticiens recommandables ont émis d'ailleurs la même opinion, que nous croyons donc devoir adopter, au moins jusqu'à nouvel ordre.

Une autre question, aussi importante que les deux précédentes, se présente ici naturellement. Pourquoi la maladie, en la supposant endémique dans le Bengale, a-t-elle attendu jusqu'au commencement de ce siècle pour franchir ses limites séculaires et s'étendre au monde entier? Nous n'hésitons pas à attribuer ce funeste résultat à la politique des Européens dans la vieille terre des Brahmes.

Ici, comme en Egypte, nous rencontrons les

débris d'une antique et puissante théocratie, qui
était déjà en pleine décomposition au temps de
Manou, son dernier législateur, c'est-à-dire neuf
siècles environ avant notre ère. Selon une loi générale, la décomposition de cette vieille civilisation fut déterminée, comme en Egypte, en Chal-
dée et partout où la théocratie parvint à s'as-
seoir, par la prépondérance de la caste militaire
sur la caste sacerdotale. Ce ne fut que bien après
sa décomposition, que les conquérants étrangers
parurent. Malgré la prépondérance des guerriers
sur les prêtres, la constitution de la famille et de la
commune théocratiques persista sans altération
notable. Une pareille révolution s'opéra par des
transitions graduelles, qui n'atteignirent ni les
habitudes, ni les traditions. Les deux invasions
musulmane et mongole n'eurent pour résultat que
de substituer des maîtres étrangers aux princes
héréditaires ; mais elles respectèrent les débris de
la caste dirigeante, qu'elles ménagèrent même
pour assurer leur domination. L'état des campa-
gnes n'éprouva, sous ces nouveaux maîtres, aucune modification sensible. Il est même probable
qu'il resta, pendant toute la durée de la domination des conquérants asiatiques, ce qu'il était
à l'époque de l'apparition d'Alexandre. Les conquérants musulmans, mongols ou arabes, se con-

finèrent dans les villes et laissèrent à la famille et au village théocratiques leur vieille constitution.

Mais, l'arrivée des Européens altéra profondément, au bout d'un petit nombre de générations, tout ce qui avait résisté à la domination étrangère. La théocratie indoue, comme celle d'Egypte, avait prudemment éloigné les habitations des lieux marécageux, et surtout du littoral, où la population resta clair-semée jusqu'à l'époque de l'établissement des Occidentaux. La fondation des principaux comptoirs européens, et principalement celle de Calcutta, eut pour conséquence d'appeler, au milieu de vastes marécages, des populations considérables. L'état de détresse de ces masses nécessiteuses, le relâchement de leur hygiène publique et privée, ne pouvait que les prédisposer à subir l'influence paludéenne. Sous ce rapport, l'établissement de la métropole britannique des Indes aurait eu un résultat analogue à celui de la fondation de la capitale des Ptolémée. Si l'on ajoute à ces causes physiques, l'avilissement des chefs, le mépris des Occidentaux pour leurs institutions, la dégradation morale résultant d'une oppression plus dure que ne l'avait été la domination des premiers conquérants, on comprendra quelle profonde perturbation fut apportée dans l'existence cérébrale et organique de ces antiques populations, qui eurent encore à subir les tristes effets de l'exploitation mercantile.

Cependant il est assez surprenant de voir la maladie attendre pour franchir ses limites primitives, le moment même où la domination anglaise s'est étendue sur tout le pays. C'est qu'avant cette époque, jamais le règne d'aucun conquérant étranger n'avait autant abaissé la dignité nationale des Indous, jamais une séparation aussi complète n'avait existé entre les vainqueurs et les vaincus, jamais humiliations plus grandes n'avaient été infligées aux castes les plus élevées, jamais enfin misère plus profonde n'avait régné dans la vallée du Gange. Les fréquentes révoltes des armées indigènes ne prouvent-elles pas combien est devenue odieuse à ses habitants la longue et mémorable oppression de la compagnie des Indes orientales. Pour ces populations asservies, le choléra ne pouvait être, comme le disent leurs prêtres, que la manifestation de la colère de leurs divinités contre le joug étranger. Pour nous, le choléra ne sera que l'effet d'une longue prédisposition, à la fois cérébrale et organique, restée à l'état latent pendant de longues années et qui, lorsqu'elle eut atteint sa plus grande intensité, a fait explosion sous une influence purement locale.

Quelque hardie que paraisse l'opinion que nous émettons ici, nous la voyons déjà en partie partagée par Sonnerat, qui attribue l'invasion de la maladie qu'il décrit à l'état de détresse des populations indoues', au manque de toutes les choses nécessaires à la vie des hommes.

Aux bords du Gange, comme aux bords du Nil, on vit ainsi éclater, à dix-huit siècles d'intervalle, sous l'influence des mêmes causes perturbatrices, deux redoutables maladies, destinées l'une et l'autre à remplir le monde de deuil et d'effroi.

Aussi lorsqu'on voit les berceaux de deux puissantes théocraties devenir le foyer de deux terribles fléaux, à peu près dans les mêmes conditions politiques et sociales, il est impossible qu'un esprit vraiment philosophique ne cherche pas une relation entre ces deux évènements, uniques dans l'histoire de l'Humanité. Ce rapprochement nous paraît, par lui-même, assez intéressant pour engager les médecins observateurs à chercher dans la constitution politique et morale des peuples l'origine de bien des maladies, que l'on s'obstine encore, sous l'empire de vicieuses habitudes académiques, à isoler de tous leurs antécédents so-

ciaux. Ce rapprochement, qu'une théorie histo-
rique de la maladie pouvait seule susciter, ne
peut, d'un autre côté, que donner plus de poids à
l'opinion que nous avons émise sur l'origine du
fléau américain. Ce sont les commotions d'une
société expirante qui engendrent des germes de
maladies, que viennent ensuite féconder des influences climatériques ou accidentelles.

La propagation du choléra sur toute la surface
de notre planète, si l'on excepte toutefois les populations fétichiques de l'Afrique, où il n'a pas
pénétré, ne peut être expliquée qu'en lui supposant une puissance de transmission, qui a pu
rester très limitée, tant que ses causes déterminantes ou prédisposantes n'avaient pas atteint
une certaine intensité. Les annales médicales
nous autorisent d'ailleurs à admettre la transmissibilité de certaines affections paludéennes (1).
En suivant la marche de la maladie, en la voyant
se propager à travers les voies fréquentées par les
hommes, par les caravanes et les vaisseaux, res-
pecter les lieux qu'une rigoureuse quarantaine a
isolés, frapper presque de préférence les habitations populeuses, comme cela a été constaté
dans la dernière épidémie qui a frappé nos gran-

(1) Voir le *Traité de la contagion*, du professeur Anglada.

des cités, on ne peut hésiter à lui reconnaître la propriété de se transmettre d'homme à homme, peut-être même de chose à homme, et cela quelle que soit l'hypothèse qu'on adopte sur son mode de propagation.

Pour nous donc, l'extension du choléra au delà de ses premières limites, ne peut être que la conséquence de sa transmissibilité.

Nous devons profiter de l'occasion qui se présente ici pour rectifier une erreur que nous avons commise, avant d'avoir été converti à la doctrine de la transmission, en pensant que le choléra pourrait être rattaché à la trop riche famille des affections catarrhales.

Avant de quitter ce sujet, il nous semble convenable de présenter encore quelques réflexions sur le mode de traitement que nous paraît devoir comporter la maladie cholérique. Une longue suite d'observations, faites pendant le cours des nombreuses épidémies qui nous ont visités, et cela par des praticiens consciencieux, a permis de dire que le choléra a toujours ou presque toujours pour prodrome une diarrhée prémonitoire, qui peut apparaître plusieurs jours avant l'invasion de la maladie. En temps d'épidémie, tout médecin devra considérer ce symptôme comme le premier début du mal et ne point attendre, pour commencer un traitement, le moment où la prostration des forces rend l'absorption impossible. Il sera donc prudent de considérer tout individu, chez qui se manifeste la diarrhée prémonitoire, comme atteint de la maladie et de le traiter en conséquence. Les municipalités, par des avertissements convenables, devront s'efforcer de faire passer cette conviction dans les populations.

D'une autre part, l'origine paludéenne du mal, sa symptomatologie, si connue aujourd'hui, semblent nous permettre de le rattacher, avec un bon nombre de praticiens distingués, à la grande famille des affections où domine la forme pernicieuse. C'est encore ce que paraissent confirmer les diverses médications qui lui ont été opposées.

Lind, dans la relation qu'il nous a donnée de l'épidémie cholérique, observée par lui dans l'Inde, assure que tous ceux qui purent, à une certaine époque, se procurer du quinquina, furent moins maltraités que les autres. Plusieurs médecins militaires disent aussi avoir obtenu des succès nombreux par l'administration du sulfate de quinine, alors que l'absorption était encore possible. Il est vrai que Sonnerat, dont nous avons reproduit le texte, dit aussi que le seul spécifique que trouva le frère Choisel, de la

Mission étrangère, fut la thériaque et la drogue amère. Les opiacés ont aussi de nombreux partisans parmi les médecins modernes.

Ces deux sortes de médication ne doivent pas nous paraître contradictoires ; elles ne peuvent que donner à penser. On sait, en effet, que de très habiles médecins ont eu souvent recours dans le traitement des fièvres à forme pernicieuse à l'opium d'abord, avant d'employer le quinquina et qu'ils ont même associé souvent ces deux médicaments. Le passage suivant du judicieux Alibert nous a paru digne de fixer l'attention des médecins : « On doit apaiser cette irri-
« tation en combinant, à l'imitation de l'habile
« praticien Sarcone, l'opium avec le quinquina.
« On sait d'ailleurs que Storck avait coutume de
« donner ce narcotique dans toutes les fièvres
« intermittentes, où prédominaient les symptô-
« mes nerveux et convulsifs : et qu'Hoffmann et
« Rivière l'employaient avec grand succès pour
« apaiser les mouvements spasmodiques de
« l'estomac, qui s'opposaient à l'administration
« de l'écorce du Pérou. C'est par ce seul moyen
« qu'on parvint à arrêter les évacuations tumul-
« tueuses qui épuisent la nature sans la sou--
« lager (1). »

(1) Alibert, *Traité des fièvres pernicieuses*, 3ᵉ édit. p. 337.

Si l'on range le choléra parmi les affections pernicieuses, ne doit-on pas aussi le rattacher à l'une de ces variétés où dominent les symptômes nerveux et convulsifs, où l'on constate les mouvements spasmodiques de l'estomac et les évacuations tumultueuses qui épuisent l'organisme. Dès lors, l'administration de l'opium seul, ou associé au quinquina nous paraît pleinement justifiée. Mais il importe de s'y prendre à temps et de ne point attendre que la suspension de l'absorption rende toute médication impossible.

Telle est la recommandation que nous osons faire ici incidemment, sans préjudice, toutefois, des moyens qu'on a l'habitude d'employer en pareils cas, pour rétablir la circulation suspendue.

Est-il nécessaire de recommander encore l'isolement le plus complet de tous les foyers épidémiques. L'expérience, pour ainsi dire de tous les instants, nous paraît avoir désormais acquis une telle autorité, que nous croyons inutile de revenir sur tout ce qui a été dit ou écrit par les praticiens de tous les pays pour montrer l'importance d'une rigoureuse séquestration, pendant un temps plus ou moins long, de toutes les provenances étrangères. Si, par de sages mesures, l'Occident se préserva de la peste, qui désola avant leur adoption toutes nos grandes cités, nous ne doutons pas que, par des moyens analogues, on ne parvienne à éloigner bien souvent un fléau auquel toutes les portes restèrent ouvertes, pendant que dans les Académies on se livrait à de stériles discussions. Les sollicitudes gouvernementales sauront, nous l'espérons, s'élever au dessus de ces vains débats et donner à nos populations maritimes les justes garanties qu'elles réclament depuis si longtemps.

En revenant maintenant aux considérations générales par lesquelles nous avons commencé cette exposition, ne nous est-il pas permis de dire, ainsi que nous l'avons annoncé :

1° Que toute maladie épidémique a d'abord régné à l'état sporadique ou endémique;

2° Qu'entre l'état épidémique ou sporadique que peut affecter la maladie, il ne saurait exister qu'une différence dans l'intensité et la généralité des causes prédisposantes et occasionnelles.

Nous ajouterons encore, pour marquer en quelque sorte les progrès des constitutions épidémiques :

3° Que la forme épidémique tend de plus en plus à prévaloir dans les affections modernes, et l'élément nerveux à devenir prépondérant.

Telles sont les trois grandes lois qui nous pa-

raissent propres à résumer la théorie que nous
venons d'exposer succinctement.

Après ces divers aperçus, nous aimons à penser que les deux théories connexes de l'unité humaine et de maladie que nous avons exposées,
fixeront désormais les idées sur la marche et la
nature des affections épidémiques, en nous faisant voir qu'elles obéissent aux mêmes lois que
les autres affections. Si elles nous montrent notre impuissance à les conjurer, elles ne nous laissent pas cependant sans une espérance pour l'a-
venir. Après cette exposition sur l'origine des
divers fléaux qui ont si souvent désolé notre
vieille civilisation, ne sommes-nous pas autorisés
à admettre que le rétablissement de l'unité morale, si gravement compromise aujourd'hui sur
tous les points du globe, ne suffise pour dissiper
tous les germes internes, non seulement des épidémies, mais encore des maladies. Lorsque, d'un
autre côté, les sollicitudes sociales se tourneront
avec plus d'intelligence et d'activité vers l'assai-
nissement de notre planète, on verra disparaître
en même temps les agents perturbateurs qu'en-

gendre l'action des deux milieux physique et vital. C'est de ces deux sortes d'amélioration, qui ne sont pas au-dessus de la puissance humaine, qu'il faut attendre la disparition , d'abord des fléaux qui ont si souvent paru dans notre vieux monde, et, enfin, de la maladie elle-même.

Puisse donc ce court exposé montrer aux vraies natures médicales de quel côté doit se tourner désormais leur activité. En continuant à considérer l'homme en dehors de l'Humanité, les médecins ne peuvent que prolonger un interrègne spirituel qui a déjà trop duré. C'est vers la reconstruction d'une nouvelle autorité morale et mentale que doivent tendre tous leurs efforts. Aussi, leurs travaux spéciaux ne recevront de consécration, qu'autant qu'ils concourront à ce but final, en contribuant à propager la vraie science, la science de l'homme, dont celles du monde et de la vie ne sont que des prolégomènes nécessaires. Quelque recommandables que puissent paraître les travaux entrepris sous une autre direction, ils ne pourraient que retarder l'avènement de la science finale. Aussi, est-il nécessaire de contenir dans les sages limites du vrai et de l'utile toute l'activité scientifique. La sagesse philosophique ne permet pas de concevoir séparément ces deux grandes notions. Si le vrai doit servir de base à l'utile, celui-ci doit lui fournir une limite morale, hors de laquelle les travaux, en apparence les plus légitimes, ne tarderaient pas à se mettre au service de la plus grossière personnalité.

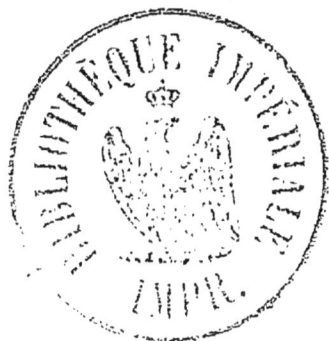

CLASSIFICATION POSITIVE DES DIX-HUIT FONCTIONS INTÉRIEURES DU CERVEAU

ou

TABLEAU SYSTÉMATIQUE DE L'AME

Par Auguste COMTE.

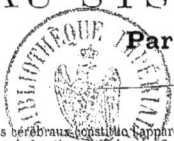

L'ensemble de ces dix-huit organes cérébraux constitue l'appareil nerveux central qui, d'une part, stimule la vie de nutrition, et, d'une autre part, coordonne la vie de relation en liant ses deux sortes de fonctions extérieures. Sa région spéculative communique directement avec les nerfs sensitifs, et sa région active avec les nerfs moteurs. Mais sa région affective n'a de connexités nerveuses qu'avec les viscères végétatifs, sans aucune correspondance immédiate avec le monde extérieur, qui ne s'y lie qu'à l'aide des deux autres régions. Ce centre essentiel de toute l'existence humaine fonctionne continuellement, d'après le repos alternatif des deux moitiés symétriques de chacun de ses organes. Envers le reste du cerveau, l'intermittence périodique est aussi complète que celle des sens et des muscles.

PRINCIPE.

(AIMER, PENSER, AGIR.)
AGIR PAR AFFECTION, ET PENSER POUR AGIR.

10 MOTEURS AFFECTIFS (penchants ou sentiments)

7 PERSONNELS.

INTÉRÊT...
Instincts de la conservation........ de l'individu, ou *instinct nutritif*.........................
de l'espèce... { *instinct sexuel*.........................
{ *instinct maternel*
Instincts du perfectionnement...... { par destruction, ou *instinct militaire*.........................
{ par construction, ou *instinct industriel*.........................

Égoïsme.

3 SOCIAUX.

AMBITION... { Temporelle, ou Orgueil, besoin de domination.........................
{ Spirituelle, ou Vanité, besoin d'approbation.........................

Spéciaux... ATTACHEMENT.........................
VÉNÉRATION.........................

Général.... BONTÉ, ou Amour universel (sympathie), *humanité*.........................

Altruisme.

Décroissement d'énergie, et accroissement de dignité, d'arrière en avant, de bas en haut et des bords au milieu.

IMPULSION. (LE CŒUR.)

MOYEN.

5 FONCTIONS INTELLECTUELLES

CONCEPTION.....
Passive, ou Contemplation, d'où matériaux objectifs.
Concrète, ou relative aux êtres, essentiellement *synthétique*.............
Abstraite, ou relative aux évènements, essentiellement *analytique*.........

Active, ou Méditation, d'où constructions subjectives.
Inductive, ou par comparaison, d'où *Généralisation*.................
Déductive, ou par coordination, d'où *Systématisation*.................

EXPRESSION... Mimique, orale, écrite, d'où *Communication*.................

Savoir pour prévoir afin de pourvoir.

CONSEIL. (L'ESPRIT.)

RÉSULTAT.

3 QUALITÉS PRATIQUES.

ACTIVITÉ... { Courage.........................
{ Prudence.........................

FERMETÉ, d'où *Persévérance*.........................

EXÉCUTION. (LE CARACTÈRE.)